平凡社新書
437

後期高齢者医療制度
高齢者からはじまる社会保障の崩壊

伊藤周平
Itō Shūhei

HEIBONSHA

後期高齢者医療制度●目次

第4章 後期高齢者医療制度のここが問題②――制限される医療……157

第5章 支援金負担とメタボ健診——高齢者だけの問題ではない

※本書の内容は、二〇〇八年九月時点の制度、情報にもとづいている。

序章　悲鳴続出！　後期高齢者医療制度

「長生きしすぎたんやろか」

「九三歳で、一人暮らしで、夫も二人の子供にも先立たれ、昨年には見送ってもらおうと思っていた弟も亡くなってしまいました。電電公社で勤め上げて、やめた途端、難聴になって耳がよう聞こえんようになりました。腰が痛とうて、お医者さんにかかって、医療費やら介護保険料やら、通院のためのタクシー代やら、固定資産税やらたくさん払わなあかんので、国民健康保険料はどうしても二〇〇〇円しか払えへんて、区役所にいうて、安くしてもらいました。今度一年で九〇〇〇円も請求があって、どうしても払えまへん。これに後期高齢者医療制度の保険料が年金から天引きされたら、生活できまへん。なんとかならしませんか。お願いします。お願いします。長生きしすぎたんやろか。戦争中は、欲しがりません勝つまではいうて、豆食べて暮らしてました。年取って、一人ぼっちになって、こんなに辛いなんて、もう死んでしまいたいです」

「自治体の対応に怒っている。後期高齢者医療制度の内容について、市役所に尋ねに行ったが、わからないといわれた。新聞記事をみて尋ねにきたのなら、新聞社に聞いてくれと突き放された」

「七六歳の男性だが、土地を売却した収入が入ったため、医療費の自己負担が三割、後期高齢者医療保険料が最高額の年五〇万円になってしまった。そんなにお金はないのに、死にたい気分だ。自民党はなんでこんな制度をつくったのか。もう絶対投票しない」

前者は、大阪社会保障推進協議会が、二〇〇八年四月九日と一〇日の両日にわたって開設した「後期高齢者医療なんでも110番」の電話相談に寄せられた声であり、後の二つは、鹿児島県社会保障推進協議会が、二〇〇八年八月八日に開設した「後期高齢者医療制度110番」の電話相談に寄せられた声である（いずれも一部修正を加えてわかりやすくした）。

二〇〇八年四月一日からはじまった、七五歳以上の高齢者を対象とする後期高齢者医療制度は、新しい保険証の未到着や再交付、保険料の誤徴収や算定ミスなどが相次ぎ、各市町村や実施主体となる都道府県の広域連合には、高齢者からの問い合わせや抗議が殺到し、大きな混乱にみまわれた。テレビや新聞も、はじめて年金から後期高齢者医療保険料の天引きが行われた四月一五日を中心に、連日、後期高齢者医療制度の混乱ぶりを報道した。

四月二〇日には、山形市の民家で、無職の男性が母親と無理心中する事件が起きたが、男性は、その直前に地区の民生委員に、後期高齢者医療制度がはじまり「母親の年金から保険料が天引きになって生活が大変だ」と悩みを打ち明けていたという。後期高齢者医療制度による最初の犠牲者といっていいかもしれない。

「姥捨て山」制度、江戸時代の「生類憐れみの令」に匹敵する悪法、などなど、後期高齢者医療制度の評判は、「後期高齢者」という差別的表現とともに最悪で、そのうち「末期高齢者医療制度」ができるのではないかと揶揄した高齢者もいる。あまりの評判の悪さに、厚生労働省は、制度がスタートした四月一日に、舛添要一厚生労働大臣の発案で、制度の名称を「長寿医療制度」に変えたが、焼け石に水であった（本書でも「長寿医療制度」という名称は使わず、法律上の用語である「後期高齢者医療制度」で統一する）。

後期高齢者医療制度をめぐる現状

なぜ、こうした事態が生じたのか。少し経緯をたどってみよう。

後述するように、後期高齢者医療制度は、二〇〇六年六月に成立した医療制度改革関連法により、二〇〇八年四月から、老人保健法が全面改正され「高齢者の医療の確保に関する法律」（以下「高齢者医療法」という）となり、同法にもとづき創設された（第2章参照）。しかし、二年前の法律成立当時は、マスコミでとり上げられることもほとんどなく、その名称すら知られていなかった。

その後、二〇〇七年七月に行われた参議院選挙で自民、公明与党は歴史的惨敗を喫し、同年九月には、安倍晋三元首相が、所信表明演説の後に前代未聞の辞任、自民党総裁選挙を経て、九月二六日に、福田康夫政権が誕生した。

参議院選での与党敗北の大きな原因が、政治とカネの問題や後述の年金記録問題に対する国民の反発にあったことはまちがいないが、同時に、小泉・安倍政権のもとで拡大された貧困、社会保障改革と称して進められてきた社会保障給付の削減と負担増による生活不安に、多くの国民が「ノー」を突きつけた結果でもあった。こうした敗因を敏感に察知した公明党は、選挙後、母子世帯に対する児童扶養手当の一部削減の凍結などを打ち出し、福田前首相も、高齢者医療制度の負担増の凍結と障害者自立支援法の抜本的見直しを公約に掲げて総裁選を戦い、同年九月二五日の自民党・公明党の連立政権合意にも、これらの内容が盛り込まれた。大半の高齢者が、この時はじめて「後期高齢者医療制度」という耳慣れない制度がはじまることを知ったのではなかろうか。

これを受けて、与党内に高齢者医療制度に関するプロジェクトチームが設置され、二〇〇八年四月から予定されていた七〇歳から七四歳までの高齢者の医療費窓口負担の一割から二割への引き上げを一年間凍結することなどを柱とする負担増の凍結が打ち出された。しかし、とくに、七五歳以上の高齢者を対象とする後期高齢者医療制度の内容が明らかになるにつれ、当事者である高齢者を中心に不安や批判の声が高まり、同制度の見直しや撤回を求める地方議会の意見書採択は、全国で六三二にのぼっている（二〇〇八年七月一〇日現在。中央社会保障推進協議会調べ）。しかも、当初は、見直しを求める意見書が多かったが、二〇〇八年四月以降は、ほとんどが中止・撤回を求める意見書となっている。

こうした状況の中、後期高齢者医療制度は、予定どおり二〇〇八年四月から実施された。しかし、直前の見直しは、実施主体である自治体の現場を混乱させ、前述のように、全国の自治体で事務的なミスが頻発した。何よりも、高齢者の怒りが噴出し、同制度は政治的争点にまで発展、四月二七日の山口二区の衆議院補欠選挙、六月八日の沖縄県議会選挙において自民・公明与党の敗北につながった。

また、五月二三日には、民主・共産・社民・国民新党の野党四党が共同で、後期高齢者医療制度廃止法案を参議院に提出し、六月六日に、野党が多数を占める参議院で可決された。制度実施後に廃止法案が提出され、参議院一院とはいえ可決されたのは、戦後の憲政史上初のことである。

自民党内にも、後期高齢者医療制度に反対する議員が出てきた。自らも後期高齢者医療制度の被保険者である堀内光雄自民党元総務会長は「『後期高齢者』は死ねというのか」という論文を寄稿し（『文藝春秋』二〇〇八年六月号）、反対の意思表示を明確にした。こんなひどい内容とは知らなかったと反省する自民党議員（内容もよく知らず賛成したこと自体、国会議員失格だが）を中心に「後期高齢者医療制度を考える会」も結成された。

かくして、二回目の保険料の年金天引きが行われる前日の六月一二日、政府・与党は「高齢者医療の円滑な運営のための負担の軽減等について」を発表、低所得者で保険料の七割軽減を受けている約四七〇万人について、二〇〇八年度は軽減幅を八五%に拡大すること、二〇〇九年度からは、夫婦世帯で二人とも年金収入が年八〇万円以下の世帯（約二八〇万人）については、九〇%減とすること、さらに、厚生年金の平均的な受給者（年額一五三万円以上二一〇万円以下の所得層）約九〇万人の所得割部分を五〇%軽減する措置を決めた。二〇〇八年一〇月から新たに保険料負担が生じる会社員の息子などの被扶養者になっていた高齢者についても、本人の希望により、世帯主の口座から保険料を引き落とす仕組みも導入される。しかし、これらの措置は、保険料負担や窓口負担を一時的に凍結（正確には負担増を先送り）するだけで、制度全体を見直すものではない。

さらに、七月一七日には、前述の与党プロジェクトチームが、七〇歳から七四歳までの高齢者の医療費自己負担増（一割から二割）の凍結と前述の被扶養者の保険料負担の軽減策を、二〇〇九年度も継続することを決定し、八月二九日の政府の総合経済政策にも盛り込まれた（約二〇〇〇億円が必要で、補正予算で対応）。しかし、そのわずか三日後の九月一日、福田前首相が突然、辞意を表明。自民党総裁選が再び行われることになり、同月二二日の総裁選の結果、麻生太郎氏が新総裁に就任、二四日には首相に指名され、麻生内閣が誕生した。

本書の立場と構成

そもそも、後期高齢者医療制度のように、一定年齢以上の高齢者のみを対象とした独立の社会保険制度は、世界でも類をみない。政府・厚生労働省は、後期高齢者医療制度は、「国民皆保険」を維持していくために不可欠で、制度の目的・趣旨はまちがっておらず、説明不足が問題で、説明をつくせば、高齢者に納得してもらえるというスタンスだ。

しかし、本書で明らかにしていくように、後期高齢者医療制度の本質は、七五歳以上の高齢者（被保険者）すべてに保険料負担を課し、高齢者の保険料負担と医療費が結びつく仕組みをつくり、高齢者医療費を抑制しようとするもので、政府や厚生労働省が強調する「国民皆保険」の維持どころか、その解体をもたらす深刻な問題を含んでいる。後期高齢者医療制度の目的が、高齢者医療費の抑制（つまりは自己負担の増大や医療の制限）にある以上、説明して納得できるレベルの問題ではなく、むしろ、高齢者の怒りが増幅するだろう。実際、高齢者の怒りや批判は収まる様子はなく、麻生新政権も、後期高齢者医療制度の抜本的見直しを打ち出さざるをえなくなった。しかし、見直しの具体的内容は、あいまいな部分が多く、次期衆議院議員選挙対策の政治的パフォーマンスの感は否めない（選挙で与党が勝利すれば、微修正のみで、後期高齢者医療制度が存続していく可能性が高い）。いずれにせよ、後期高齢者医療制度は廃止し、野党の廃止法案のように、いったん元の老人保健制度に戻したうえで、高齢者医療のあり方について再度議論をやり直すべきだというのが本書の基本的立場である。

とはいえ、後期高齢者医療制度は複雑でわかりづらい。根拠法である高齢者医療法を読んでも、政令（内閣が定める行政立法）や省令（各省の大臣が定める行政立法）などで定める項目が数多くあり、全体の仕組みすらわからない。しかも、制度実施直前になるまで、厚生労働省からの通知がとびかい、自治体職員ですら、冒頭の証言にあるように、ほとんど制度を理解していなかった（いまだに十分、理解しているとはいいがたい）。これで、高齢者に理解しろという方が無理だ。

確かに、新聞などのマスコミでも、後期高齢者医療制度に関する報道が多くなされてきたが、制度の本質に踏み込み、その検証を行った報道記事は少ない。また、自治体関係者向けの分厚い解説書は出ているものの、当事者である高齢者や一般市民向けの書籍はほとんどない。多くの人々は、制度の複雑さに加えて、現場の混乱や、政局がらみのさまざまな議論の噴出に当惑しているのが現状ではなかろうか。本書は、そうした人々のために、後期高齢者医療制度の本質を明らかにし、高齢者医療のあり方を考える視点を提示することを目的としている。

具体的には、まず、第1章で、後期高齢者医療制度はもちろん、従来の老人保健制度も含めて医療保険の仕組みをできるだけわかりやすく解説する。ついで、第2章で、後期高齢者医療制度が導入された背景と経緯をたどり、その本当のねらいと本質を明らかにする。第3章と第4章では、後期高齢者医療制度の問題点を、保険料負担など負担増の問題、高齢者に対する医療の制限の問題、に分けて検証し、第5章では、後期高齢者支援金負担の増大など、現役世代への影響を考察する。最後の第6章では、ポスト後期高齢者医療制度に向けた課題を展望してみたい。

第1章　高齢者医療制度の仕組み

1　社会保障制度と医療保険制度

社会保障制度と社会保険制度

日本国憲法は二五条一項で「健康で文化的な最低限度の生活を営む権利」(「生存権」といわれる)の保障を明記し、同条二項では「国は、すべての生活部面について、社会福祉、社会保障及び公衆衛生の向上及び増進に努めなければならない」と規定し、国(地方公共団体も含む)の社会福祉・社会保障などにおける責任を明記している。

この憲法二五条の規定にもとづいて、病気になっても、高齢や障害で働けなくなっても、失業しても、どのような状態になっても、その人に「健康で文化的な最低限度の生活」を保障する仕組みが、社会保障制度である。そして、ここでいう「健康で文化的な最低限度の生活」は、たんに生存ぎりぎりの「最低生活」の保障ではなく、人間としての尊厳ある健康で文化的な生活を意味している。

もっとも、憲法二五条では、「社会福祉」と「社会保障」、さらに「公衆衛生」が並べて規定されているが、日本では、社会保障を上位概念とし、その中に社会福祉や公衆衛生が含まれると解されている。社会福祉は、高齢者や障害者などの生活援助のために各種のサービスを提供するもので、イギリスで「対人社会サービス」といわれるものにあたる。また、公衆衛生は、疾病の予防や健康増進など、地域社会において、行政などが行う衛生管理をいう。この二つのほかに、社会保障には、生活に困窮する人に対し、健康で文化的な最低限度の生活を保障する生活保護（公的扶助）と社会保険がある（図表1）。

社会保険は、私たちが、生活の中で直面する病気や失業などのさまざまな危険（リスク）を一定の「保険事故」と位置づけ、保険の給付を行う制度だ。ここで、保険料を払うことを「拠出」といい、拠出にもとづいて、保険の基金から現金の支給や現物（サービス）の提供などを行うことを「給付」という。また、社会保険の加入者で、保険料を支払い、本人やその家族に一定の保険事故が生じた場合に、保険の給付を受けることができる

図表1　日本の社会保障の体系

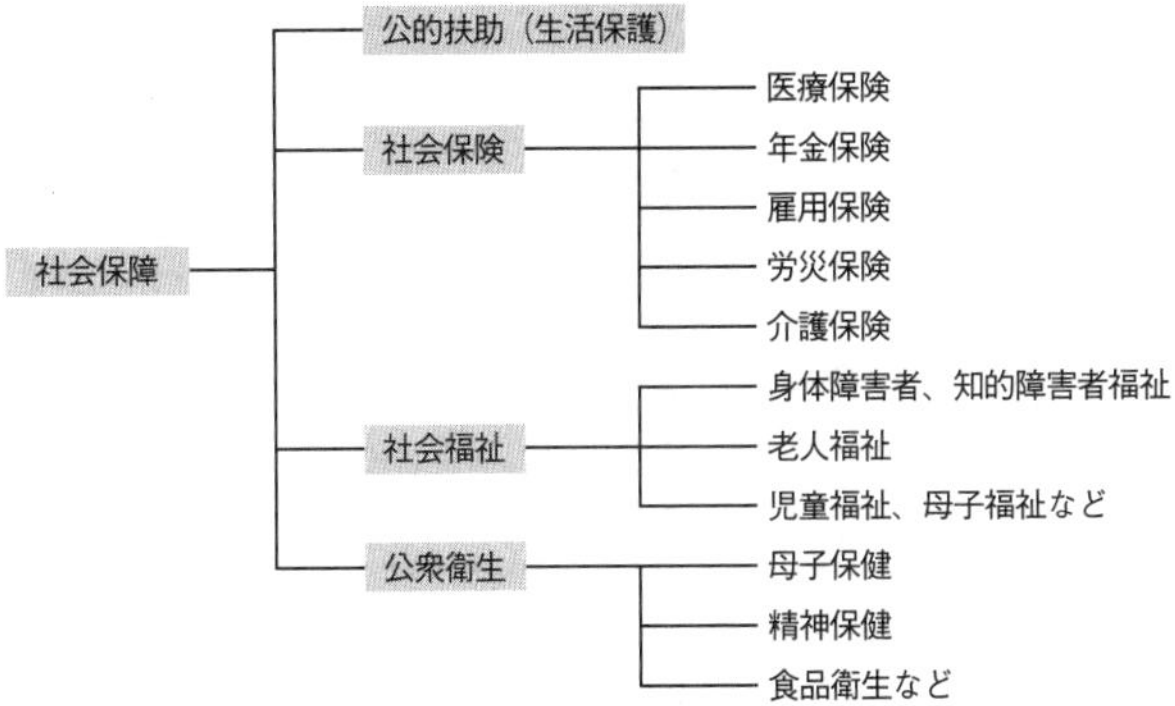

（出所）筆者作成

人を「被保険者」、保険料を徴収し、保険事業を運営する機関を「保険者」という。

社会保険は、保険会社が保険者となる民間保険と異なり、国や自治体などの公的機関が保険者となる点に特徴がある。運営の費用は、被保険者や事業主（会社など）が支払う社会保険料で賄うが、一部公費（税）で負担する部分もある。その代わり、一定の条件にあてはまる人は強制加入となる。それだけ社会性、公共性の強い制度といえよう。

現在の日本の社会保険には、医療保険、年金保険、雇用保険、労働災害補償保険（労災保険）、介護保険の五つがある。たとえば、年金保険は、制度に一定の年数加入し、毎月年金保険料を払っていれば、一定の年齢に達した場合に、毎月決まった額の年金（現金）の給付を受けることができる。これに対して、医療保険は、被保険者などが病気やケガをした場合に、保険証をみせれば、一部負担をするだけで、医師の治療を受けたり、入院したりできる仕組みだ。被保険者（患者）への給付（療養の給付）は、年金給付のような金銭ではなく、医師の治療行為や薬剤の提供などの現物の形で行われるので、現物給付といわれる。

社会保険は、財政規模でも、カバーする対象者の規模でも、日本の社会保障制度の中核をなしている。労働保険（労災保険と雇用保険）を除く医療・年金の給付費（患者などの自己負担部分を除いた給付のために支出された費用）だけで、社会保障給付費の約八五％を占めている（国立社会保障・人口問題研究所『平成17年度・社会保障給付費』二〇〇七年一〇月）。

医療保険制度としての後期高齢者医療制度

後期高齢者医療制度は、七五歳以上の高齢者を被保険者とする独立型の医療保険制度である。注意すべきは、医療保険制度は、前述のように社会保険制度であり、また社会保障制度でもあることだ。つまり、後期高齢者医療制度は、社会保障制度である以上、憲法二五条にもとづいて、医療が必要な被保険者（七五歳以上の高齢者）の「健康で文化的な最低限度の生活」を保障するための制度でなければならないということである。この点は頭に入れておいてほしい。

ところで、これまで七五歳以上の高齢者に対する医療保障の仕組みとしては老人保健制度があった。後期高齢者医療制度の根拠法である「高齢者医療法」も、老人保健制度の根拠法であった「老人保健法」の改正という形をとっており、立案者である厚生労働省は、後期高齢者医療制度は同制度を発展的に継承した独立制度と説明している。前述のように、野党の廃止法案でも、後期高齢者医療制度を廃止して、従来の老人保健制度に戻すとしている。

そのため、後期高齢者医療制度などの仕組みや本質を理解するには、現在の医療保険制度とともに、老人保健制度の仕組みをある程度知っておく必要がある。そこで、まず、日本の医療保険制度と従来の老人保健制度について簡単な説明を加える。なお、本書では、法律名や制度名、引用などで使われている場合を除き、「老人」ではなく、「高齢者」の表現で統一する。

医療保険の種類

日本の医療保険は「国民皆保険」といわれるように、乳児から高齢者まで、すべての人が、原則として、いずれかの医療保険に加入することとなっている。医療保険には、民間の労働者（被用者）を対象とする健康保険、船員を対象とし、医療保険とともに労災保険や失業保険の給付部分をあわせもつ船員保険、公務員を対象にする共済組合、自営業者や定年退職した高齢者などを対象とする国民健康保険とがある（図表2）。

健康保険、船員保険と共済組合は、会社や官庁に雇用されて働いている人を対象にしており、被用者保険または職域保険と呼ばれている。保険料も被保険者本人と事業主（会社など）が負担し、被保険者本人の給与から天引きされる。また、被保険者本人の被扶養の家族（主婦や一八歳未満の子どもなど）も加入者となる。健康保険には、健康保険組合が保険者となり、主に大企業の労働者が加入している組合管掌健康保険（以下「組合健保」という）と、政府（社会保険庁）が保険者となり、主に中小企業の労働者が加入している政府管掌健康保険（以下「政管健保」という）がある。ただし、政管健保は、二〇〇八年一〇月より、都道府県ごとの支部をもつ、全国健康保険協会（公法人）が、保険者となり、通称「協会けんぽ」と呼ばれている（本書では、二〇〇八年九月現在の状況について考察しているので、従来の「政管健保」で統一する）。

国民健康保険は、市町村が保険者となる場合と、医師や弁護士などの職能団体で国民健康保険組合を組織し、そこが保険者となる場合があり、地域保険と呼ばれる。市町村国民健康保険は、非正規雇用の労働者や定年退職で被用者保険から離脱した高齢者の増大により、近年は毎年一〇〇万人前後で加入者が増大している。二〇〇六年三月末時点で、市

図表２　日本の医療保険の体系

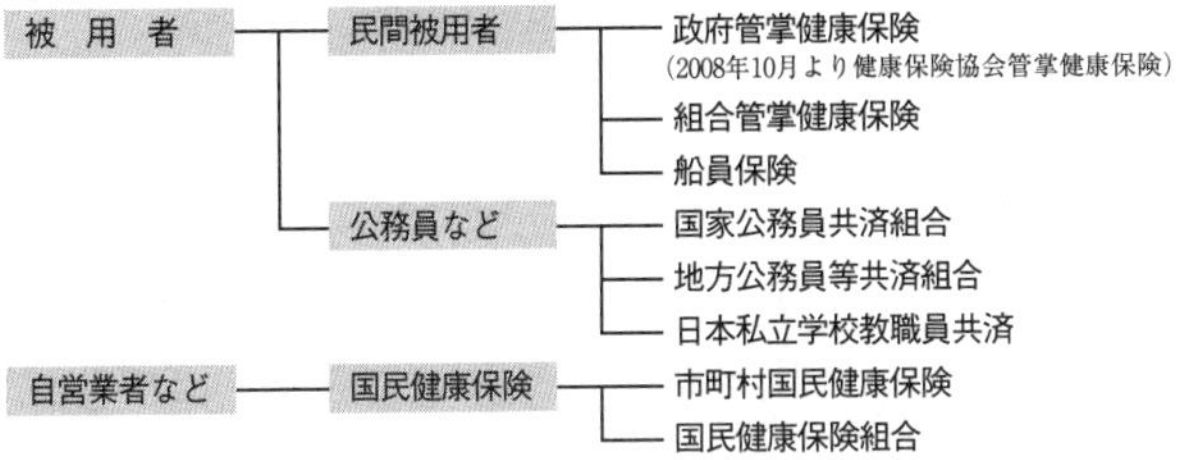

（出所）筆者作成

町村国民健康保険の加入世帯は、日本の全世帯のほぼ半数にあたる約二五三〇万世帯、加入者数は四七七〇万人と、最大規模の医療保険制度となっている。市町村国民健康保険の保険料は保険税の形で課される場合もあるが（算定方法など、両者の間で本質的な差異はみられないので、本書では「保険税」も含めて「保険料」と総称する）、事業主負担はなく、被保険者が保険料を直接市町村に納める方式をとっている。また、被用者保険のような本人・家族の区別はなく、世帯単位で保険料が課される。

医療保険制度の仕組み

具体的な医療保障の仕組みをみると、被保険者は病気やケガをした場合、厚生労働大臣から保険医療機関として指定を受けている病院や診療所に行って、保険証をみせれば、かかった医療費の一部を負担するだけで、治療を受けることができる。これが「療養の給付」で、七〇歳未満の被保険者本人や家族の場合には、医療費の七割をこの給付でカバーする（この割合を給付率という）。たとえば、医療費が全部で一万円かかったとすると、七〇〇〇円分は保険給付でカバーするので、被保険者は病院の窓口で、三〇〇〇円を支払えばよい。なお、病院とは二〇床以上の入院施設を有する医療機関、診療所は一九床以下の入院施設を有するか、もしくは入院施設のない医療機関をいう。

医療保険が、いかに患者（被保険者）の負担を軽くしているかは、たまたま海外旅行中に病気になり、現地の病院で治療を受けた時などに実感できるだろう。その場合は、かかった医療費の全額をいったん支払い、後で保険者に請求し、日本での治療費に換算して、保険給付分が療養費として払い戻される形になる。後で払い戻されるとはいえ、わずかな治療でも医療費全額をいったん窓口で立て替えなければならないから大変だ。

また、一ヵ月の医療費の自己負担額が一定限度額を超えた時は、その超えた額が、本人の申請にもとづき、各保険者から高額療養費として払い戻される。自己負担限度額は、年齢別、所得階層別に定められている。たとえば、平均的所得の健康保険加入者（五〇歳）が病院で治療を受け、医療費が一ヵ月一〇〇万円かかったとすると、本来だと、その三割の三〇万円が本人の自己負担となるが、七〇歳未満の一般（平均的な所得）の人の自己負担限度額は、八万一〇〇〇円＋（医療費－二六万七〇〇〇円）×一％とされているので、八万七四三〇円となり、二一万二五七〇円が高額療養費として払い戻される（申請手続きの期間を含め、払い戻されるまで、通常二〜三ヵ月かかる）。入院治療の場合には、高額療養費が現物給付化されており、病院窓口での支払いが一ヵ月の自己負担限度額に達した時点で、それ以上は請求されない。

同一世帯に医療費の自己負担をしている家族などがいる場合は、世帯全体の自己負担額がこの額を超えれば、払い戻される（世帯合算）。ただし、入院時の食費（標準負担額）や個室等に入った場合の差額ベッド代、保険外負担（美容整形や歯列矯正などの費用）は、高額療養費の対象にはならない。

診療報酬と医療費の流れ

病院や診療所などの保険医療機関が行った療養の給付に対し、その対価として医療機関に支払われるのが、診療報酬である。具体的には、それぞれの医療行為に、たとえば、病院での初診料二七〇点のように、点数が定められ、その点数に一〇円を掛けて算定した額が診療報酬として支払われる。何点の医療行為をどれだけ行ったかという出来高で額が決まるので、点数制、もしくは出来高払い制ともいわれる。診療報酬の財源は、保険者がプールしている保険料や公費で、健康保険などの場合は社会保険診療報酬支払基金（以下

図表3　診療報酬の請求と審査・支払制度

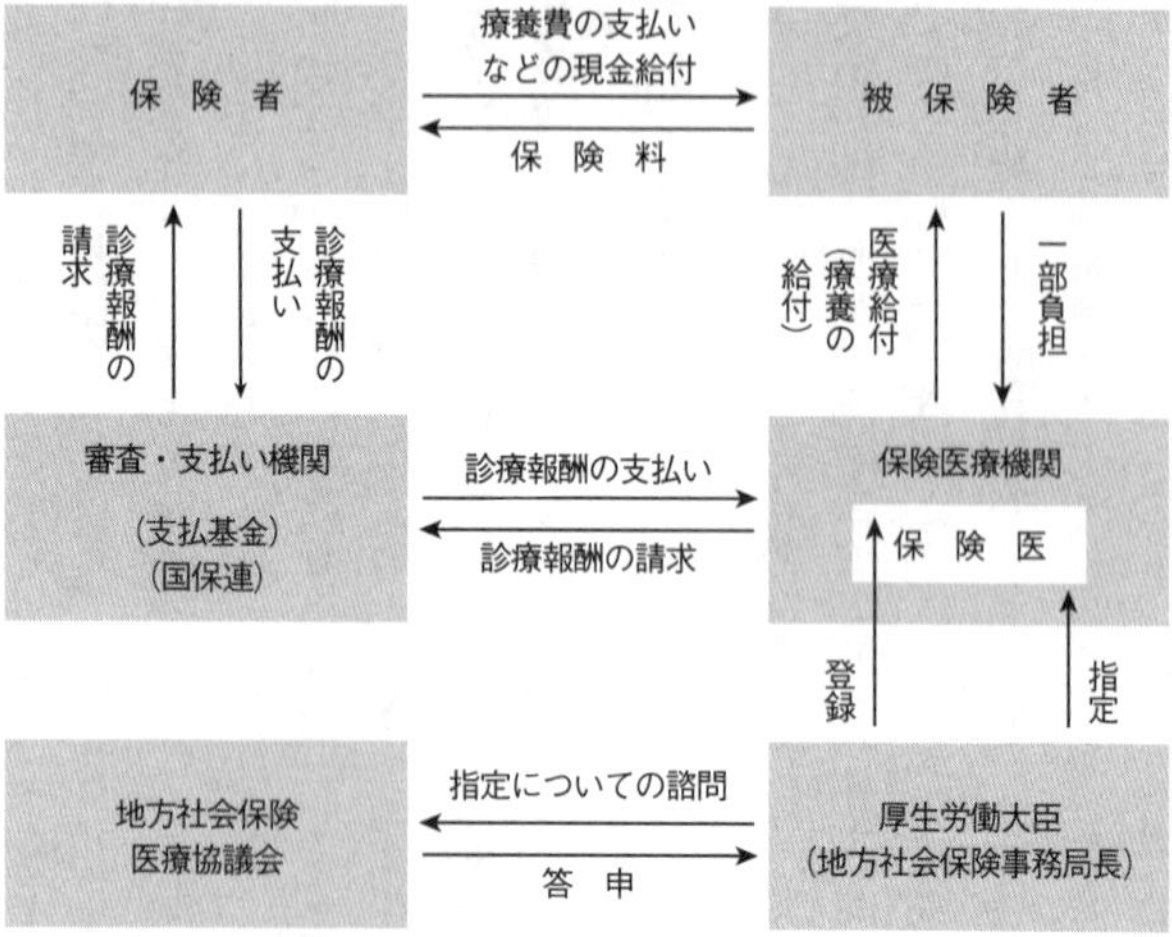

（出所）筆者作成

「支払基金」と略）、国民健康保険の場合には国民健康保険団体連合会（以下「国保連」と略）が審査支払機関となり、病院や診療所に支払われる（図表3）。

病院や診療所は、患者負担部分（先の例では一万円のうち三〇〇〇円分）については、患者に窓口で請求し、保険給付部分（先の例では一万円のうち七〇〇〇円分）については、診療や手術、検査など患者一人一人について行った治療の点数を計算して請求書をおこす。この請求書は「診療報酬明細書（レセプト）」と呼ばれ、患者が加入している保険別に支払基金か国保連に提出する。

支払基金や国保連などの審査支払機

関では、計算まちがいや水増しの請求がないかなどを審査したうえで、診療報酬を病院や診療所に支払う。計算まちがいなどがあれば、再度請求をし直すよう医療機関に対し、請求書が戻される。これを「返戻《へんれい》」という。レセプト数は、天文学的な数の膨大なもので、従来は紙媒体による請求であったが、二〇〇八年四月より、病床数四〇〇以上の病院については、レセプトの電子（オンライン）請求が義務化され、二〇一一年四月からは、小規模医療機関を除く全医療機関に、オンライン請求が義務づけられる。

老人保健制度の仕組み

これに対して、老人保健制度は、七五歳以上の高齢者（従来は七〇歳以上であったが、二〇〇二年より段階的に引き上げられ、二〇〇六年一〇月より七五歳以上となっている）を対象とする医療制度で、社会保険制度ではなく、公費（税）負担方式に近い保健制度といえた。老人保健制度では、対象となる七五歳以上の高齢者は、健康保険や国民健康保険に加入したまま（籍を残したまま）、医療の給付だけを、老人保健制度において受ける仕組みであった。

老人保健制度の給付費（七五歳以上の高齢者にかかる医療費のうち患者負担分を除いたもの）は、五〇％を、健康保険など医療保険の保険者からの拠出金で賄い、五〇％を公費

（国が二五%、都道府県・市町村が一二・五%ずつ）で負担する仕組みになっていた（図表4）。負担割合は、二〇〇二年九月までは、拠出金七〇%、公費三〇%であったが、同年一〇月から段階的に引き上げられて、二〇〇六年一〇月から、拠出金五〇%、公費五〇%となった。老人保健制度は、費用負担の面からみると、半分が公費（税金）、残り半分は各医療保険からの拠出金、つまり健康保険などの被保険者や事業主が支払う保険料（一部、公費補助あり）で賄われていたわけである。

老人保健制度の対象となる高齢者が医療を受けた場合に病院の窓口で負担する自己負担は、二〇〇一年より、かかった医療費の一割を負担する定率制が導入された。また、二〇〇六年一〇月からは、現役並み所得の高齢者（課税所得一四五万円以上で、年収が単身なら三八三万円以上、夫婦世帯なら合計五二〇万円以上）については、自己負担は三割となった。

なお、医療より介護（ケア）に近い老人保健施設でのケアや訪問看護などについては、従来は老人保健の給付で行われていたが、二〇〇〇年四月からの介護保険法施行で、介護保険の給付に移行した。介護保険制度は、老人保健制度の給付で行われていたものを、介護保険の給付へ移行させ、高齢者医療費の負担を軽くする意図で導入されたともいえる（第2章参照）。

一方、健康保険などの職域保険加入者には、高齢者は少なく、前述のように、国民健康

図表４　従来の老人保健制度と後期高齢者医療制度の比較

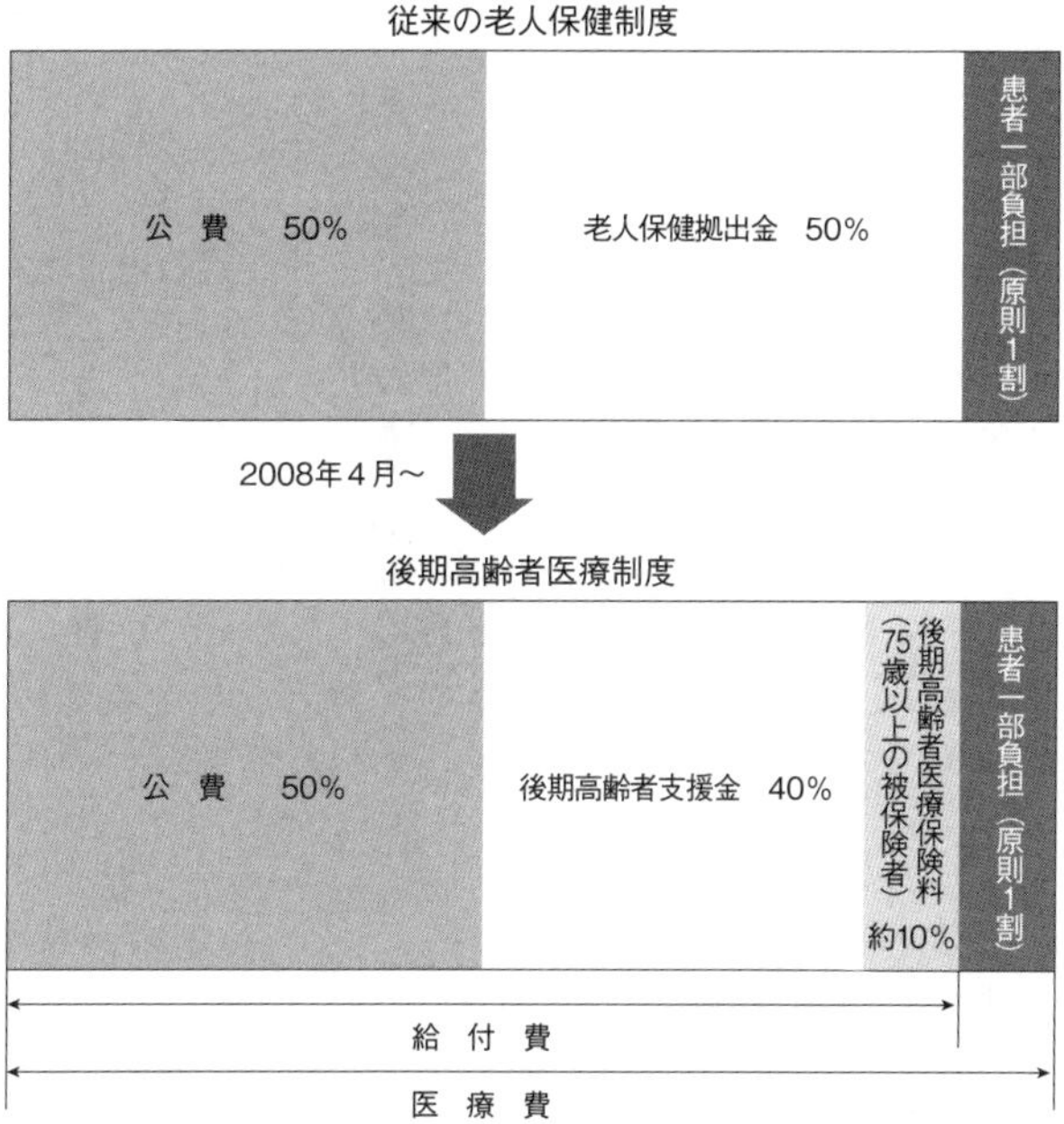

（出所）筆者作成

保険には、定年退職などで職域保険から離脱した人が加入するので、構造的に高齢者の数が多くなっている。そのため、各保険者の老人保健拠出金は、加入している高齢者の比率にかかわりなく、どの医療保険も同じ高齢者加入割合と仮定して拠出金を算定、負担する方式がとられていた（第2章参照）。

2 後期高齢者医療制度のあらまし

後期高齢者医療制度の財政構造

後期高齢者医療制度は、以上のような老人保健制度を再編し、高齢者医療にかかる給付費を新たに七五歳以上の高齢者から徴収する保険料（約一割）、各医療保険者からの支援金（約四割）、公費（約五割。国二五％、調整交付金八％、都道府県と市町村で各八％の定率負担）で賄う形に変えたものである（図表4参照）。ただし、現役並み所得の高齢者については、公費負担の対象とされず、その医療給付費は、高齢者の保険料一〇％、各医療保険者からの支援金九〇％で賄うことになる。

このうち、調整交付金とは、後述の広域連合（都道府県）間の被保険者の所得格差による財政の不均衡を是正することを目的に交付されるもので（広域連合間の所得には、最大三倍以上の格差があるとされる）、医療費水準や所得水準が同じであれば、同じ保険料率となるように調整する仕組みである。調整交付金には所得格差による財政の不均衡を是正するために交付される普通調整交付金と、災害など特別な事情がある場合に交付される特別調整交付金がある。

図をみてもらえば明らかだが、老人保健制度の各医療保険の拠出金部分を支援金と名前を変えたうえで、その負担割合の一割を七五歳以上の高齢者から新たに徴収する保険料負担で置き換えただけの仕組みだ。しばしば誤解されているように、後期高齢者医療制度の創設によって、新たな財源が加わったわけでも、全体のパイが増大したわけでもない。

だとすると、後期高齢者医療制度の導入で最も恩恵を受けたのは、支援金（従来は拠出金）の負担割合が五割から四割に減った、健康保険組合や市町村などの医療保険者ということになる。しかし、現実には、高齢者医療費全体の増大に、前期高齢者への納付金が加わったために、従来の老人保健制度の拠出金額よりも支援金額が増大している事例が出てきている（第3章参照）。

実施主体は広域連合

後期高齢者医療制度の実施主体は、各都道府県のすべての市町村が加入する後期高齢者医療広域連合（以下、単に「広域連合」という）である。

広域連合は、いわゆる特別地方公共団体だ（都道府県や市町村は普通地方公共団体といわれる）。広域連合の設立にあたっては、構成する各市町村の議会で広域連合の規約を議決し、協議して規約を定め、その規約をもって、都道府県知事の設立許可を受け、その後、広域連合長や議会の議員選挙を行い、広域連合議会において、後期高齢者医療制度の保険料などに関する条例を制定する。

二〇〇七年三月三〇日までに、全国すべての都道府県で広域連合が設立され、同年一一月には、各広域連合議会で後期高齢者医療制度の保険料条例が議決された。広域連合の議員の定数は、最高の福岡県で七七（二〇〇九年四月から半分に削減予定）、最低の島根県と高知県の一〇となっている。ただし、広域連合議会の議員については、住民が直接選挙するわけではなく、市町村の議員の互選など、間接選挙である。

高齢者医療法では「保険者」の名称は使われておらず、広域連合が高齢者医療の事務を処理するという規定のみが置かれている。広域連合が「保険者」とされていないのは、広域連合は、都道府県全域に下部組織をもっておらず、保険料の徴収、資格関係届出の受付け、給付の申請受付けなどの業務は、市町村が行うためである。従来、保険者は、適用、資格の記録管理、保険料の賦課徴収、給付の申請受付けから支払いまでの保険業務すべてを行っていたが、後期高齢者医療制度では、保険業務を広域連合と市町村が分担して担う仕組みになっているわけだ。最終的な実施責任は広域連合にあることはまちがいないが、責任の所在があいまいになっていることは否めない（第3章参照）。

強制加入させられる後期高齢者

後期高齢者医療制度の被保険者は、広域連合内に住所を有する七五歳以上の高齢者である。前述のように、老人保健制度では、七五歳以上の高齢者は、健康保険や国民健康保険に加入したままで、医療の給付だけを老人保健で受ける仕組みであったが、後期高齢者医療制度では、七五歳になると、健康保険や国民健康保険から脱退して、同制度に強制加入させられるわけだ。被保険者となるので、当然、新たに保険料負担が発生する。

六五歳以上七四歳未満で一定程度の障害の状態にある人も、申請して広域連合の認定を受けた場合には、後期高齢者医療制度の被保険者となる。ただし、強制加入ではなく、認定を申請しなかったり、申請を撤回することもできる。また、生活保護を受給している人

図表５　高齢者夫婦（夫77歳、妻72歳）で従来は健康保険に加入していた例

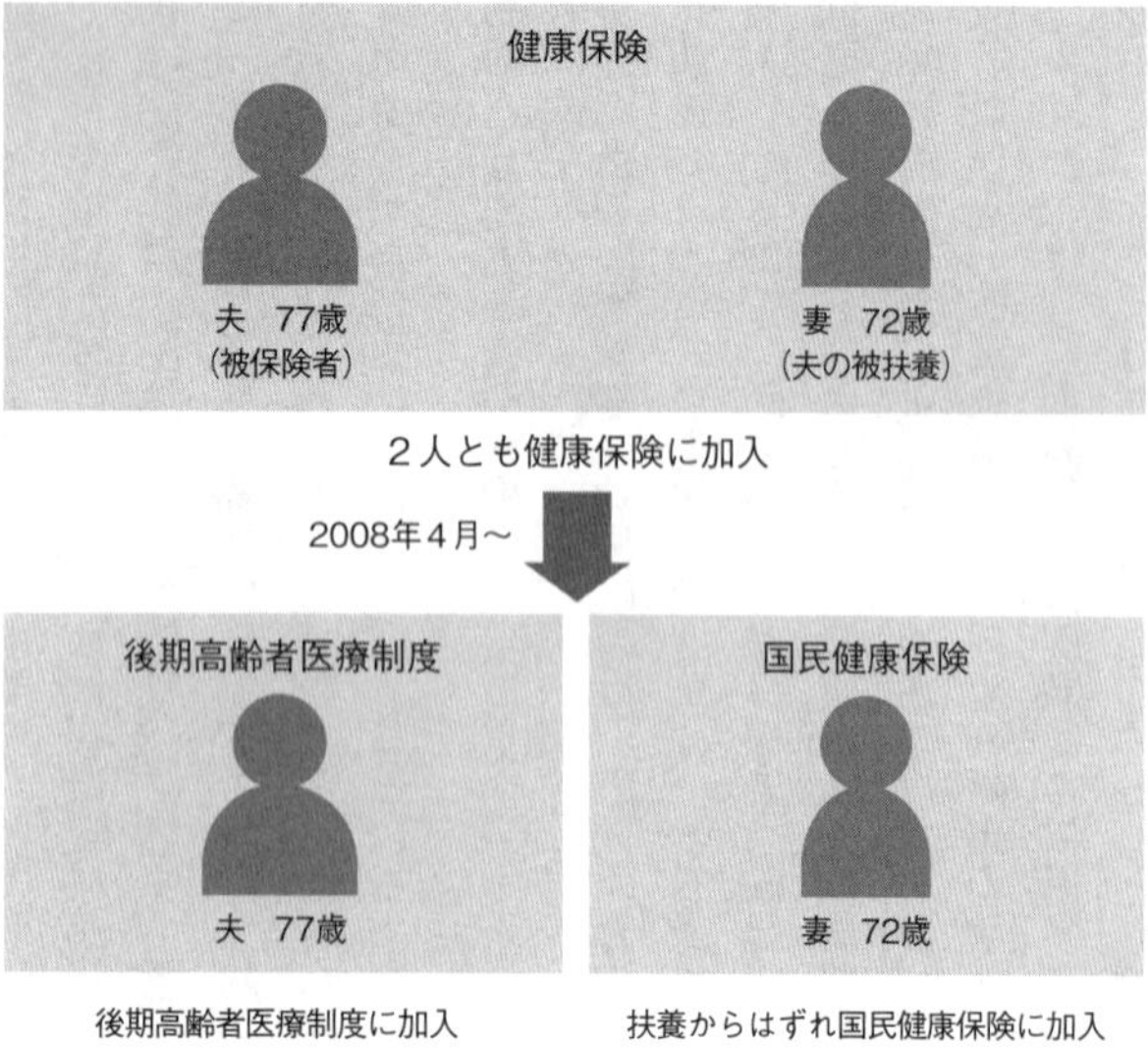

（出所）筆者作成

は、適用除外となる。被保険者数は約一三〇〇万人で、日本の総人口の一割程度とされている。

　問題なのは、高齢者夫婦で一方が七五歳以上であるケースだ。たとえば、夫が七七歳、妻が七二歳で、これまで夫婦とも国民健康保険に加入していた場合、二〇〇八年四月からは、夫は後期高齢者医療制度の被保険者となり、妻は国民健康保険の被保険者として残ることとなる（保険料も夫と妻に別々に課される）。同じ家に住んでいる夫婦でありながら、加入する医療保険が異なるという、何とも奇妙な現象

が生じる。同様の年齢差の夫婦で、夫が健康保険に加入し、妻がその被扶養になっていた場合には、さらに複雑になる。この場合、夫は健康保険から離脱し、後期高齢者医療制度の被保険者となるが、それにともない、妻は夫の扶養から離れ、国民健康保険に加入しなければならない。妻が国民健康保険への加入手続きを忘れてしまうと、無保険となる可能性もある（図表５）。

現役世代も支援金を負担

もっとも、前述のように、後期高齢者医療制度では、被保険者の保険料だけでは、高齢者医療給付費の一割程度しか賄えないため（年間の給付費は約一〇兆円と推定）、残りは公費と各医療保険の保険者からの支援金で賄う仕組みとなっている。この支援金は、健康保険などに加入している後期高齢者以外の、いわゆる現役世代が負担することになる。

健康保険などに加入している給与所得者であれば、給与の明細表に「特定保険料（後期高齢者医療制度支援金分）」と記載され、本来の健康保険料などの医療保険料（一般保険料）とともに、給与から毎月天引きされる。特定保険料にも、一般保険料と同様、本人負担だけでなく、事業主の負担や公費負担も入っている。

しかし、後期高齢者医療制度の被保険者は七五歳以上の高齢者であり、七四歳以下の医療保険加入者（現役世代）は被保険者ではない。被保険者でない者が、給付に反映しない形で負担する金銭（負担金）を「保険料」と呼ぶのは形容矛盾である。法案作成段階では、この負担金は「連帯保険料」といわれていたが（第2章参照）、いずれにせよ、実質的には租税と同じで、後期高齢者の医療目的税というべきだろう。

後期高齢者医療制度の財政構造のモデルは、二〇〇〇年四月から実施されている介護保険制度の財政構造だ（図表6）。介護保険制度の場合は、四〇歳以上の人を被保険者とするが、四〇歳から六四歳までの第二号被保険者は、六五歳以上の第一号被保険者と異なり、老化にともなう疾病（特定疾病）が原因で、要介護・要支援状態になったことが条件とされているので、給付を受けている第二号被保険者は、わずか〇・三五％（第二号被保険者約四二〇〇万人のうち約一五万人）にすぎず、九九％以上の第二号被保険者にとっては、保険料は実質的には給付のない租税（目的税）と同じで、後期高齢者医療制度の支援金に類似している。また、調整交付金（介護保険では、国の負担割合の二五％のうち、五％分）の仕組みも、後期高齢者医療制度に採用されている。

さらに、後期高齢者の保険料負担の割合（現時点では一〇％）は、後期高齢者（七五歳以上の高齢者）数の人口比に応じて、引き上げられていく仕組みとなっている。これも、介護保険の第一号被保険者（六五歳以上の高齢者）の保険料負担割合と同じ仕組みだ。同負

図表６　介護保険の財政構造

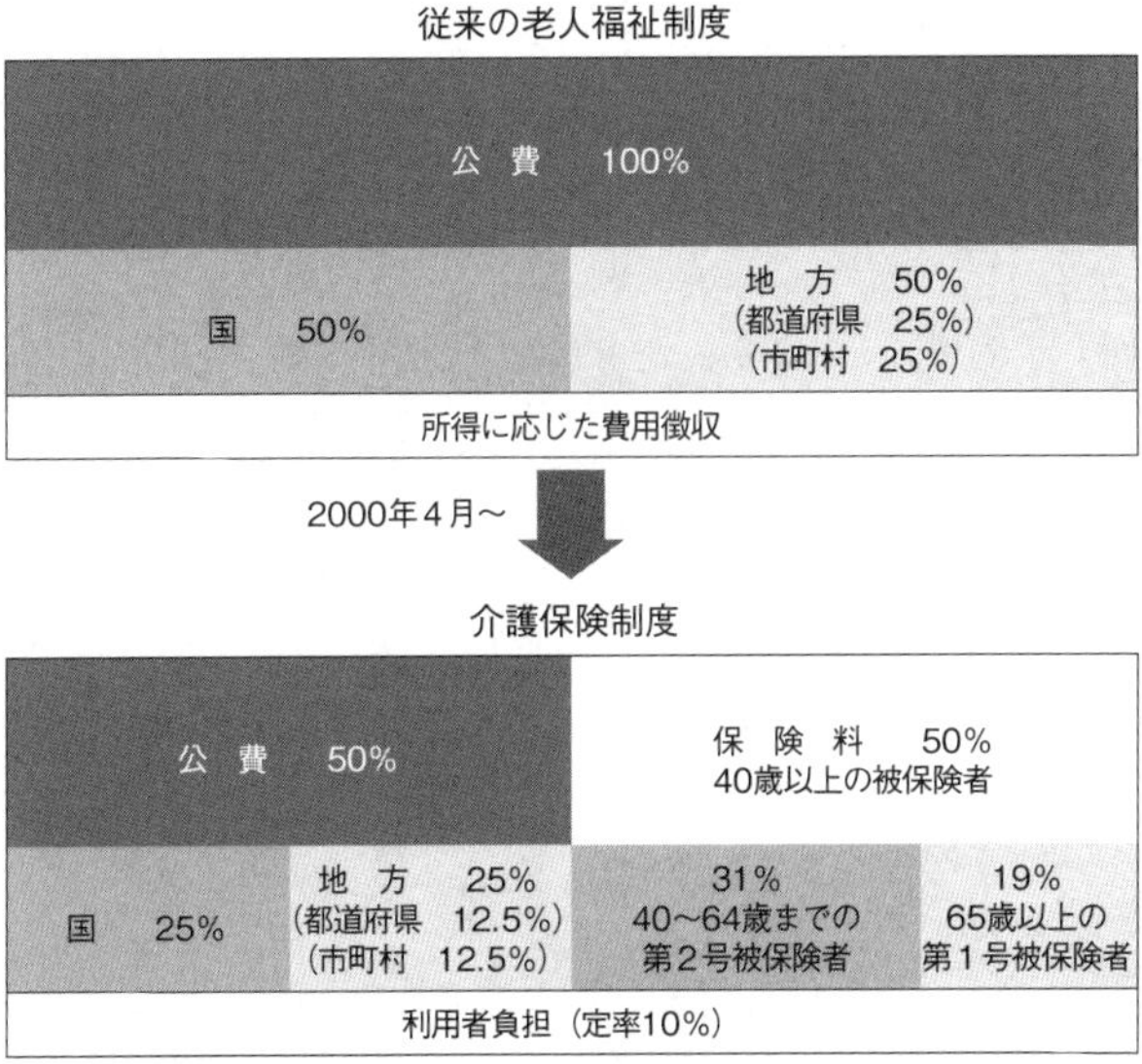

（注）　第１号・第２号被保険者の負担割合は2006年４月以降のもの。国の負担割合25％のうち、５％は調整交付金

（出所）筆者作成

担割合は、制度発足時の二〇〇〇年四月には、一七％であったが、六五歳以上の高齢者数の増加にともない、二〇〇六年四月からは、一九％になっている（逆に、第二号被保険者の保険料負担割合は三三％から三一％に減少）。

保険料負担はどの程度か

七五歳以上の後期高齢者の保険料は、個人単位で算定され課される。したがって、夫婦であっても、夫と妻とは別々に保険料が課され、徴収される。保険料は、広域連合の区域内で均一保険料を原則とし、おおむね二年を通じて財政の均衡を保つことができる水準とされている。つまり、保険料は広域連合内の高齢者医療費を反映して、広域連合ごとに異なり、高齢者医療費が高い地域ほど、保険料が高くなる仕組みだ。

保険料負担は、応益割（均等割）と応能割（所得割）からなり、両者の割合は五〇対五〇を標準とし、賦課限度額（保険料額の上限）が設定される。このうち応益割は、加入者が均等に負担し、所得がなくても課され、これに所得に応じて応能割が加算される。

厚生労働省は、当初、四〇年加入の満額支給の厚生年金受給者（老齢基礎年金六万六〇〇〇円と報酬比例の老齢厚生年金の合計で月額約一七万円の場合）で、均等割月額三一〇〇円と所得月額三一〇〇円の計六二〇〇円（年額で七万四四〇〇円程度）の保険料と推計していた。しかし、各広域連合の保険料額をみると、これを上回るところも多く、広域連合間での保険料格差も大きくなっている（図表7）。ちなみに、平均保険料額の最高は、東京の年額一〇万円以上であったが、市区町村の公費補助などにより、平均保険料を年額九万円までに引き下げたため、福岡県が最高（年額九万八二一〇円）となった（最低の長野県は同六万五〇一七円）。

後期高齢者の保険料には医療給付費だけでなく、葬祭費用や後述する後期高齢者の健診費用、さらには診療報酬支払経費、支払にあたっての審査の経費、その他後期高齢者医療の事務経費なども含まれている。また、保険財政が赤字になった場合には、財政安定化基金の償還に充てる費用の一部が保険料に上乗せされる。

財政安定化基金とは、予想以上に給付費が増大したり、保険料収納率が低下したりして保険財政が悪化した場合に、広域連合に無利子で貸付けを行い、原則として次期財政運営期間（二年）の最終年度末日までに、償還させる仕組みだ。国民健康保険のように、保険財政の赤字を穴埋めするため、市町村が一般財源の繰り入れを行うことを防ぐ目的で作られたもので、各都道府県に設置される。介護保険にも財政安定化基金があり、後期高齢者医療制度はそれをモデルとしている（介護保険の財政運営期間は三年）。財政安定化基金の財源は、国、都道府県、広域連合が三分の一ずつ負担するが、広域連合の負担分は後期高齢者の保険料が充てられる。したがって、後期高齢者の保険料には財政安定化基金への広域連合の拠出金部分も含まれている。

広域連合から財政安定化基金への償還分は後期高齢者の次期保険料に上乗せされる。つまり、広域連合が財政安定化基金から借金をし、その借金分を後期高齢者の次期保険料に上乗せして返済せよという仕組みだ。今後、財政赤字が続いていけば、その広域連合では、後期高齢者の保険料が大幅に引き上げられる可能性もある（第3章参照）。

図表7　後期高齢者医療制度の設定状況（2008年4月時点）

広域連合	保険料の1人当たり平均額（円）（注1）	保険料額の例（注2）	
		単身世帯の基礎年金受給者（79万円）	平均的な厚生年金受給者（201万円）
北海道	73,876	12,900	80,700
青　森	46,374	12,200	68,000
岩　手	47,733	10,700	60,400
宮　城	56,559	11,600	65,300
秋　田	47,000	11,500	64,900
山　形	49,000	11,200	62,700
福　島	56,200	12,000	67,800
茨　城	59,851	11,200	66,400
栃　木	58,800	11,300	64,500
群　馬	62,016	11,900	67,000
埼　玉	84,020	12,800	72,200
千　葉	72,000	11,200	64,100
東　京	91,800	11,300	61,700
神奈川	92,750	12,000	67,600
新　潟	53,304	10,600	62,600
富　山	66,310	12,200	68,600
石　川	71,724	13,600	76,400
福　井	57,370	13,100	72,900
山　梨	56,877	11,600	65,900
長　野	55,052	10,700	60,000
岐　阜	65,850	11,800	66,900
静　岡	67,581	10,800	61,600
愛　知	84,440	12,100	67,800
三　重	55,882	11,000	62,000
滋　賀	63,833	11,500	63,400
京　都	82,500	13,600	76,100
大　阪	88,066	14,200	79,600
兵　庫	81,400	13,200	73,900
奈　良	72,800	12,000	67,900
和歌山	61,623	13,000	72,700
鳥　取	59,507	12,500	70,500

広域連合	保険料の１人当たり平均額（円）（注１）	保険料額の例（注２）	
		単身世帯の基礎年金受給者（79万円）	平均的な厚生年金受給者（201万円）
島　根	53,346	11,900	67,000
岡　山	67,152	13,100	72,700
広　島	66,900	12,100	66,600
山　口	75,796	14,200	79,600
徳　島	56,381	12,200	68,300
香　川	75,500	14,300	81,300
愛　媛	60,690	12,500	71,000
高　知	63,367	14,600	81,500
福　岡	83,740	15,300	85,100
佐　賀	65,092	14,200	80,200
長　崎	58,638	12,700	71,400
熊　本	61,100	14,000	78,700
大　分	60,509	14,100	79,800
宮　崎	53,676	12,800	72,400
鹿児島	54,292	13,800	78,100
沖　縄	61,805	14,500	81,000

保険料の１人当たり平均額の全国平均を大まかに算定すると、年額72,000円、月額6,000円程度となる。

（注１）「保険料の１人当たり平均額」とあるのは、原則として均等割の軽減措置等を適用した具体的に賦課される保険料の１人当たり平均額（年額）であり、現時点までに厚生労働省が聞き取り等により把握した数値を掲載している。なお、与党が2007年10月30日にとりまとめた追加的措置の影響額については含まれていないことなどから、実際はこの額より低くなると見込まれる。
また、被用者保険の被扶養者に係る軽減や不均一保険料を含めずに算定している広域連合もあり、単純な比較はできない。

（注２）各広域連合の均一保険料を適用して厚生労働省において算定したもの。単身世帯の基礎年金受給者は均等割額が７割軽減となる。平均的な厚生年金受給者については、単身世帯または妻が基礎年金受給者である夫婦世帯の夫の年金収入額が平均的な厚生年金額である場合について算定したもので、均等割額が２割軽減となる。

（出所）厚生労働省資料。一部加筆修正

低所得者に対する保険料軽減

低所得者については、世帯の所得水準に応じて、均等割の部分が七割(被保険者および世帯主の総所得金額等の合計額が年額三三万円を超えない世帯。妻の年金収入が一三五万円以下の夫婦世帯で、夫の年金収入年額が一六八万円以下の世帯)、五割(妻の年金収入が同じ夫婦世帯で、夫の年収が一九二・五万円以下の世帯)、二割(妻の年金収入が同じ夫婦世帯で、夫の年収が二三八万円以下の世帯)の保険料軽減がある。政府・与党の見直しによって、七割の部分は、二〇〇八年度についてのみ八五%軽減、夫婦で年金収入年額八〇万円以下の場合には、二〇〇九年度より九〇%軽減となる(図表8)。軽減の事務処理は二割軽減を含めて、市町村の職権で行われるので、あらかじめ軽減された保険料が課されることになる(減額賦課)。

前述のように、後期高齢者医療制度の保険料は、個人単位で課されるため、これまで、子どもの健康保険などの被扶養者となり、保険料を負担してこなかった高齢者(約二〇〇万人と推計)についても、七五歳以上になると、新たに均等割の保険料負担が生じる。そのため、後期高齢者医療制度に加入してから二年間(つまり二〇一〇年三月まで)は、均等割を半額とする激変緩和措置がとられていたが、前述の与党・政府の見直しで、保険料負

図表８　後期高齢者医療制度の保険料の軽減

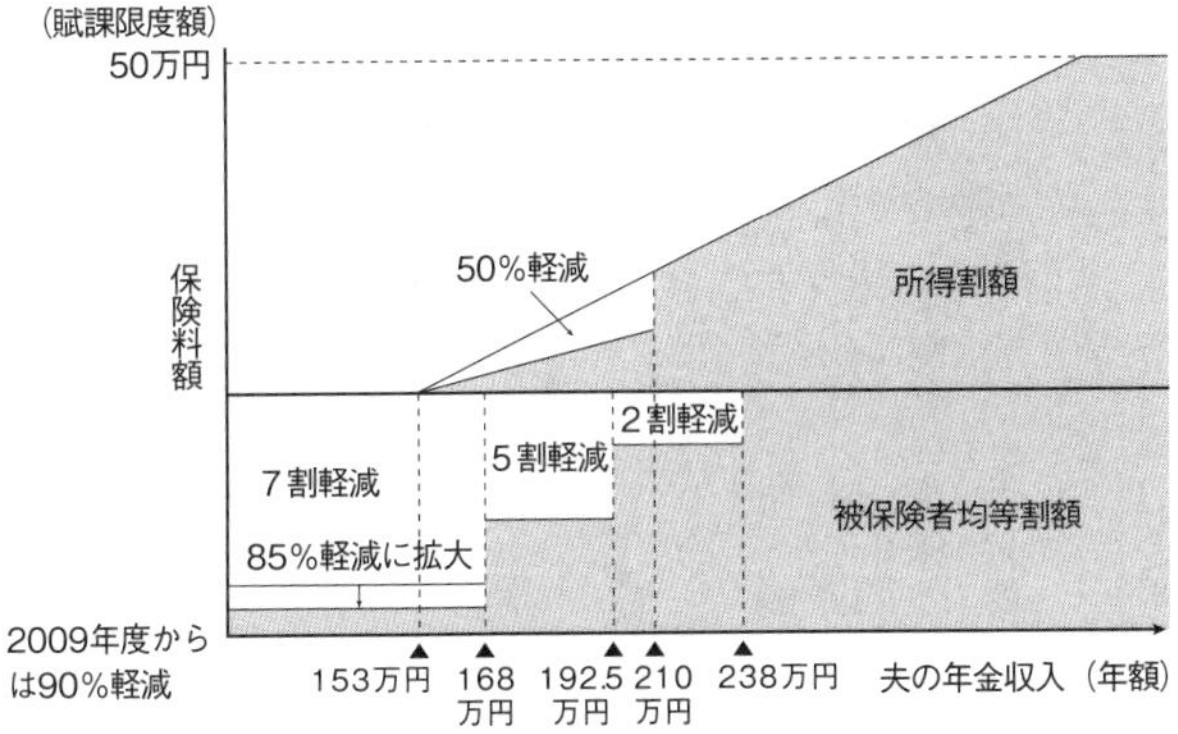

（注１）妻の年金収入が135万円以下の夫婦世帯の例
（注２）▒部分が実際の保険料負担部分
（出所）厚生労働省資料にもとづき筆者作成

担は、二〇〇八年四月から半年間はゼロ、次の半年間（二〇〇八年一〇月〜二〇〇九年三月）は一割、二〇〇九年度（二〇〇九年四月〜二〇一〇年三月）は半額とされている。

なお、保険料には、被保険者個人単位で賦課限度額が設定され、二〇〇八年度で年間五〇万円とされている。つまり、どんなに高所得の高齢者であっても、これ以上の保険料は課されないわけだ。国民健康保険料の賦課限度額が、二〇〇七年度で年間五六万円であったから（世帯単位）、六万円引き下げられたこととなる。

以上のように、後期高齢者医療制度の保険料は、国民健康保険料と同様、低所得者への軽減措置があるものの、全額免除はなく、生活保護基準以下の所得であっても、全く収入がなくても、無年金であっても均等割の保険料が課される。しかも、高所得者については賦課限度額があるため負担は軽く、低所得の人ほど負担が重い、逆進性の強い保険料負担だ。当初、厚生労働省は、後期高齢者医療制度の保険料負担は、国民健康保険料と比べて低所得者は軽くなると説明してきたが、その後の調査で、低所得者ほど負担が増大している場合が多いことが判明している（第3章参照）。

保険料の徴収方法

後期高齢者の保険料については、市町村が徴収する。介護保険料と同様に、年額一八万円（月額一万五〇〇〇円）以上の年金受給者は、年金から天引きとなる。これを特別徴収という。現在、被保険者の約八二％が特別徴収となっている。

平均的な厚生年金受給者の場合には、すでに年金から天引きされている介護保険料と合わせると、月額一万円を超える保険料が年金から天引きされている。そのため、後期高齢者医療制度の保険料と介護保険料を合わせた額が年金受給額の二分の一を超える場合には、前者については、天引きの対象としない措置がとられる（その場合も、介護保険料は天引きされる）。これと並行して、六五歳以上の高齢者の国民健康保険料についても、二〇〇八年四月より年金からの天引きがはじまっている（二〇〇八年一〇月から大半の市町村で実施）。

保険料が天引きとならない高齢者については、自らが保険料を納付しなければならない。これを普通徴収という。普通徴収となる被保険者は、きわめて低年金（年金給付額が月額一万五〇〇〇円未満）か、無年金の高齢者、もしくは後期高齢者医療の保険料と介護保険料を合わせた額が年金受給額の二分の一を超える高齢者ということになる。

保険料滞納者への制裁措置

当然ながら、年金から天引きされる特別徴収の高齢者の場合には滞納はありえないが、普通徴収の高齢者の場合には、保険料滞納の可能性がある。そして、後期高齢者医療制度では、被保険者が保険料を滞納した場合には、国民健康保険料の滞納の場合と同様に、滞納発生後一年を経過した滞納者に対し、特別な事情のないかぎり、保険証の返還を求め、資格証明書を交付する制裁措置が行われる。

資格証明書の場合、正規の保険証と異なり、医療費が窓口で全額自己負担となる（正規の保険証であれば原則一割負担）。その後、保険者に請求すれば、給付分が償還される仕組みだが、現在の国民健康保険にみられるように、給付額から保険料滞納分が控除されるので、ほとんど償還されることはない。つまり、事実上、無保険と同じ扱いになる。

こうした資格証明書の交付などの制裁措置は、これまでは老人保健法の対象となる七五歳以上の高齢者には適用はなかったが、後期高齢者医療制度では、この措置を、それらの高齢者にも拡大した点で大きな問題がある（第3章参照）。

高齢者の自己負担と医療の給付

高齢者の負担は保険料負担にとどまらない。病気やケガをして治療を受け、入院したような場合は、病院の窓口負担や入院費用がある。これも大幅に引き上げられている。

時系列的にみていくと、まず、二〇〇六年一〇月から、平均的な家計における食費・光熱水費を勘案して厚生労働大臣が定める額を控除した入院時生活療養費を保険給付として支給する形で、医療保険適用の療養病床に入院している七〇歳以上の高齢者について、食費・居住費などが自己負担となった。すでに介護保険適用の療養病床では、二〇〇五年一〇月より、要介護者（原則として六五歳以上の高齢者）の食費・居住費が自己負担となっており、それに合わせる形で負担増が行われた。平均的には月額四万円以上の負担増だ。

ついで、二〇〇六年一〇月から、前述のように、七〇歳以上の高齢者の窓口での一部負担金が、現役並み所得の高齢者については、三割に引き上げられた。これは後期高齢者医療制度の被保険者にも引き継がれている。さらに、二〇〇八年四月からは、療養病床に入院している六五歳から六九歳までの高齢者についても、食費・居住費が自己負担となった。

一方で、乳幼児の患者負担軽減（二割）の対象年齢は、三歳未満から義務教育就学前まで拡大された。後期高齢者医療制度では、七五歳以上の高齢者の窓口負担は原則一割だが、前述のように、被保険者が現役並み所得者の場合は三割となる。なお、二〇〇八年四月から予定されていた、七〇歳から七四歳までの高齢者の医療費窓口負担の一割から二割への引き上げは、前述の政府・与党の見直しにより、二年間凍結され、二〇一〇年四月からとされている（序章参照）。

高額療養費制度における自己負担限度額についても、総報酬を基礎とした平均的な一月あたりの収入の二五％に相当する水準とするなどの引き上げが行われた。ただし、七〇歳以上の高齢者の高額療養費は、現役世代より低額の自己負担限度額が設定され、一般世帯で月額四万四四〇〇円（現役並み所得者は月額八万一〇〇円＋一％）、外来（個人単位）で月額二万四六〇〇円（現役並み所得者は月額四万四四〇〇円）となっている。低所得の高齢者については、低所得者1（住民税非課税世帯）で二万四六〇〇円、低所得者2（年金受給額八〇万円以下など）で一万五〇〇〇円と、従来の自己負担限度額に据え置かれている。

医療と介護保険サービスの両者を利用した場合には、両者の自己負担を合わせた金額について限度額を設定し（後期高齢者医療と介護の合算限度額は年額五六万円）、それを超えた額について高額介護合算療養費を支給する仕組みが新たに導入された。

一方、後期高齢者医療制度の医療給付の仕組みは、基本的に医療保険と同じだ。ただ、後期高齢者の心身の特性に応じた診療報酬体系の構築がうたわれており、二〇〇八年四月からの診療報酬改定で、外来診療に、医学管理や検査・処理などが包括された後期高齢者診療料などが新設された。この問題については後述する（第4章参照）。

3 前期高齢者の医療費の調整制度

前期高齢者医療費の調整の仕組み

新しい高齢者医療制度といえば、後期高齢者医療制度の創設のことをさすように思われがちだが、実は、六五歳から七四歳までの、いわゆる前期高齢者の医療費についても、新たに財政調整制度が導入されている。

後期高齢者医療制度は、前述のように、これまで加入していた国民健康保険などから脱退して、新たに同制度に加入する独立方式だが、前期高齢者の場合には、医療保険に加入したままで、医療費の財政調整だけがなされる点に特徴がある。具体的には、保険者間の

図表9　前期高齢者の財政調整の全体イメージ

65歳以上75歳未満の医療保険（国民健康保険・被用者保険）の加入者に係る給付費および後期高齢者支援金について、保険者間の前期高齢者の偏在による負担の不均衡を調整するため、国民健康保険・被用者保険の各保険者が、その加入者数に応じて負担する費用負担の調整を行う。

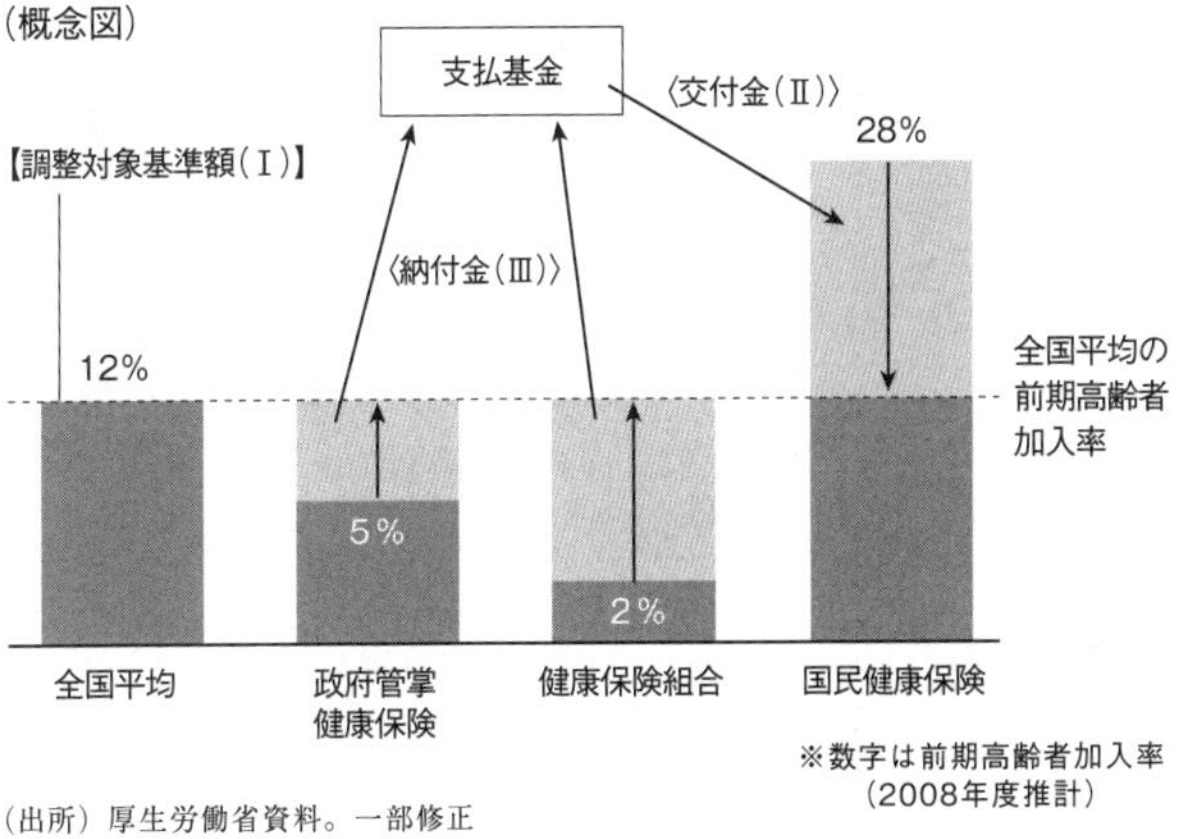

（出所）厚生労働省資料。一部修正

前期高齢者の偏在による負担の不均衡を調整するために、国民健康保険・被用者保険の各保険者が、その加入者数に応じて負担する費用負担の調整を行う。要するに、加入者に前期高齢者の多い国民健康保険に、加入者が少ない被用者保険から徴収した交付金を支給し、財政調整を行う仕組みだ。

各医療保険への前期高齢者の加入率は、全国平均で一二％だが、これを調整対象の基準とし、支払基金が、政管健保（前期高齢者の平均加入率五％。以下同じ）や組合健保（加入率二％）から納付金を徴収し、加入率の高い国民健康保険（加入率二八％）に交付金として支給する（図表9）。

つまり、健康保険組合など前期高齢者の加入が少ない医療保険者は、後期高齢者医療制度への支援金のみならず、前期高齢者納付金の負担も加わるわけだ。前期高齢者納付金は、結局は、健康保険などの加入者の保険料で賄われることになる。なお、政管健保の場合、納付金についても、給付費と同様に一三％の国庫負担が行われている。

退職者医療制度の廃止

ところで、前述したように、被用者保険に加入していた人は、退職後は、多くが国民健康保険に加入することになるが、国民健康保険と被用者保険の給付との間に格差が存在するため、高齢になり医療の必要性が高まる退職後になって給付水準が低下する、高齢者の加入数の増大で、国民健康保険の財政悪化を招きやすいなどの問題があった。そこで、被用者保険の退職者とその家族を、退職後も被用者保険が支える仕組みとして退職者医療制度が、一九八四年に創設された。

退職者医療制度の被保険者は、七五歳未満の者で、原則として厚生年金や共済年金の老齢年金受給者およびその被扶養者である。保険給付の給付率や種類、範囲は一般の被用者保険の被保険者と同様で、財源は、退職被保険者の保険料と、健康保険など被用者保険の保険者が拠出する療養給付費等交付金で賄われ、国庫負担や補助はない。

もっとも、二〇〇三年四月から健康保険本人の窓口負担が三割に引き上げられたため（第2章参照）、被用者保険の給付率と国民健康保険の給付率に差はなくなり（両方とも七割の給付率）、被保険者にとって、退職者医療制度のメリットはあまりなくなった。

前期高齢者医療費の調整制度の導入で、退職者医療制度は廃止されるはずであったが、今後、団塊世代が退職世代にさしかかることにより、六五歳未満の退職者が大量に発生することが見込まれるため、現行制度からの円滑な移行や国民健康保険の財政基盤の安定をはかるという名目で、二〇一四年までの間に退職した者が六五歳に達するまでの間は、経過措置として存続することとなった。健康保険組合の中には、後期高齢者医療制度支援金と前期高齢者納付金に加え、退職者医療制度への拠出金も残ったため、大幅な支出増となり、赤字に転落したり、保険料の引き上げを余儀なくされる組合が出ている（第4章参照）。

4　特定健診・特定保健指導と後期高齢者の健診

特定健診・特定保健指導とは何か

後期高齢者医療制度の創設とともに、高齢者医療法にもとづき、二〇〇八年四月から、従来の老人保健法にもとづき市町村が公費（税金）で実施してきた保健事業を廃止し、保険料を主な財源に、特定健康診査と特定保健指導が、市町村や健康保険組合など医療保険者に義務づけられた。

特定健康診査（以下「特定健診」という）は、糖尿病などの生活習慣病に関する健康診査で、特定保健指導は、特定健診の結果により健康の保持に努める必要がある者に対する保健指導である。特定健診は、いわゆるメタボリックシンドローム（内臓脂肪症候群）対策のための健診で、俗に「メタボ健診」ともいわれる。それぞれの目的に合った項目が法令で定められており、必要項目については必ず実施することが求められている。

具体的には、老人保健法にもとづいて行われていた、四〇歳以上の住民全員を対象とした基本健診は廃止され、次の各種健診に再編される。①四〇歳以上七四歳以下の各医療保険の被保険者および被扶養者に対しては、高齢者医療法にもとづき、医療保険者が特定健診・特定保健指導を行う（義務）、②七五歳以上の者（後期高齢者医療制度の被保険者）については、高齢者医療法にもとづき、広域連合が健診を行う（努力義務）。③①と②に該当しない者（生活保護受給者など）は、健康増進法（二〇〇二年制定）にもとづき、市町村衛生担当部局が健診などを行う（努力義務）。④六五歳以上の介護保険の第一号被保険者のうち要介護認定で要介護者とされた人以外の者は、介護保険法にもとづき、市町村（介護保険の被保険者）が介護予防のための生活機能評価を行う（義務）。

なお、労働安全衛生法にもとづき、各事業主が実施する事業主健診については、今後も事業主が責任をもって実施することとされている。事業主健診の項目は、特定健診の基本的な健診項目を含んでいるので、医療保険者は、特定健診による必要項目の結果が事業主健診で得られた場合には、特定健診を実施しなくてもよい。特定健診・特定保健指導の実施率については、後述のように、国の医療費適正化計画により数値目標が定められている。

各種健診の費用負担

以上のように、従来の保健事業としての一般健診が、高齢者医療法により、生活習慣病予防に特化した特定健診・特定保健指導に再編されたわけだが、そのためか、七五歳以上の後期高齢者については、従来は市町村の義務であった健診の実施が義務化されず、努力義務にとどまっており、保健事業の後退が懸念される（第3章参照）。

費用負担の面では、市町村国民健康保険が行う健診については、費用の一部について国と都道府県が三分の一ずつ負担する。被用者保険については定率の負担規定はないが、予算の範囲内で一定の補助がなされる。これに対して、後期高齢者医療制度では、健診は義務化されていないため、国の負担金制度はなく、基本的に高齢者の保険料で健診費用を賄うこととなる（一定の公費補助あり）。また、介護保険法にもとづき、市町村が介護予防のために行う生活機能の評価は、二〇〇六年の介護保険法改正により、地域支援事業のひとつである介護予防事業として市町村に義務づけられたものだ。財源は、介護保険料で、高齢者医療法にもとづき、事業主健診とともに、特定健診より優先される。

これまでの老人保健事業の基本健診では、健診利用者の自己負担は、四〇歳以上七〇歳未満が三割負担、七〇歳以上と低所得者（住民税非課税者）については無料となっていたが、医療保険者が実施する特定健診・特定保健指導については、各医療保険者の判断に委ねられることとなった。後期高齢者の健診も、無料から有料化されるわけだ（第3章参照）。

5　医療費の適正化＝抑制計画

国の医療費適正化計画

高齢者医療法は、医療費適正化（つまり医療費の抑制）を計画的に推進するため、国と都道府県に、二〇〇八年度を初年度とする医療費適正化計画の作成を義務づけている。

国が作成する全国医療費適正化計画では、①国民の健康の保持の推進に関する達成目標に関する事項、②医療の効率的な提供の推進に関する達成目標に関する事項、③①および②に掲げる目標を達成するために国が取り組むべき施策に関する事項、④①および②に掲げる目標を達成するための保険者、医療機関その他の関係者の連携および協力に関する事項、⑤計画期間における医療に要する費用の見通しに関する事項、⑥計画の達成状況の評価に関する事項、などが定められている。

このうち、①では、二〇一五年度までに、メタボリックシンドロームの該当者および予備軍を二〇〇八年と比べて二五％減少させるという目標のもと、二〇一二年度において達成すべき目標として、四〇歳から七四歳までの対象者の七〇%以上が特定健診を受診すること、当該年度に特定保健指導が必要と判定された対象者の四五%以上が特定保健指導を受けること、当該年度に特定保健指導が必要と判定された対象者が、二〇〇八年度と比べて一〇%以上減少すること、という具体的な数値目標が掲げられている。

また、②では、平均在院日数（月間の入院患者の延べ数を、月間の新入院患者数と退院者数の平均値で割った数）を全国平均（三六日）と最短の長野県（二七日）との差を半分に短縮する長期目標のもと、二〇一二年時点で、全国平均と最短の都道府県との差を九分の三短縮すること、などが挙げられている。

さらに、③では、国民の健康の保持の推進に関する施策や療養病床の再編成、医療機関の機能分化・連携、在宅医療、地域ケアの推進といった医療の効率的な提供の推進に関する施策が挙げられている。とくに療養病床の再編成については、二〇一二年度末までに、全国で医療型療養病床を約二三万床から約一五万床に減らし、介護型療養病床（一二万床）を全廃し、老人保健施設やケアハウスなどに転換するという目標が掲げられ（図表10）、療養病床から介護保健施設への転換にともなう整備費用の助成の仕組みが設けられている（第3章参照）。

図表10　療養病床の削減計画

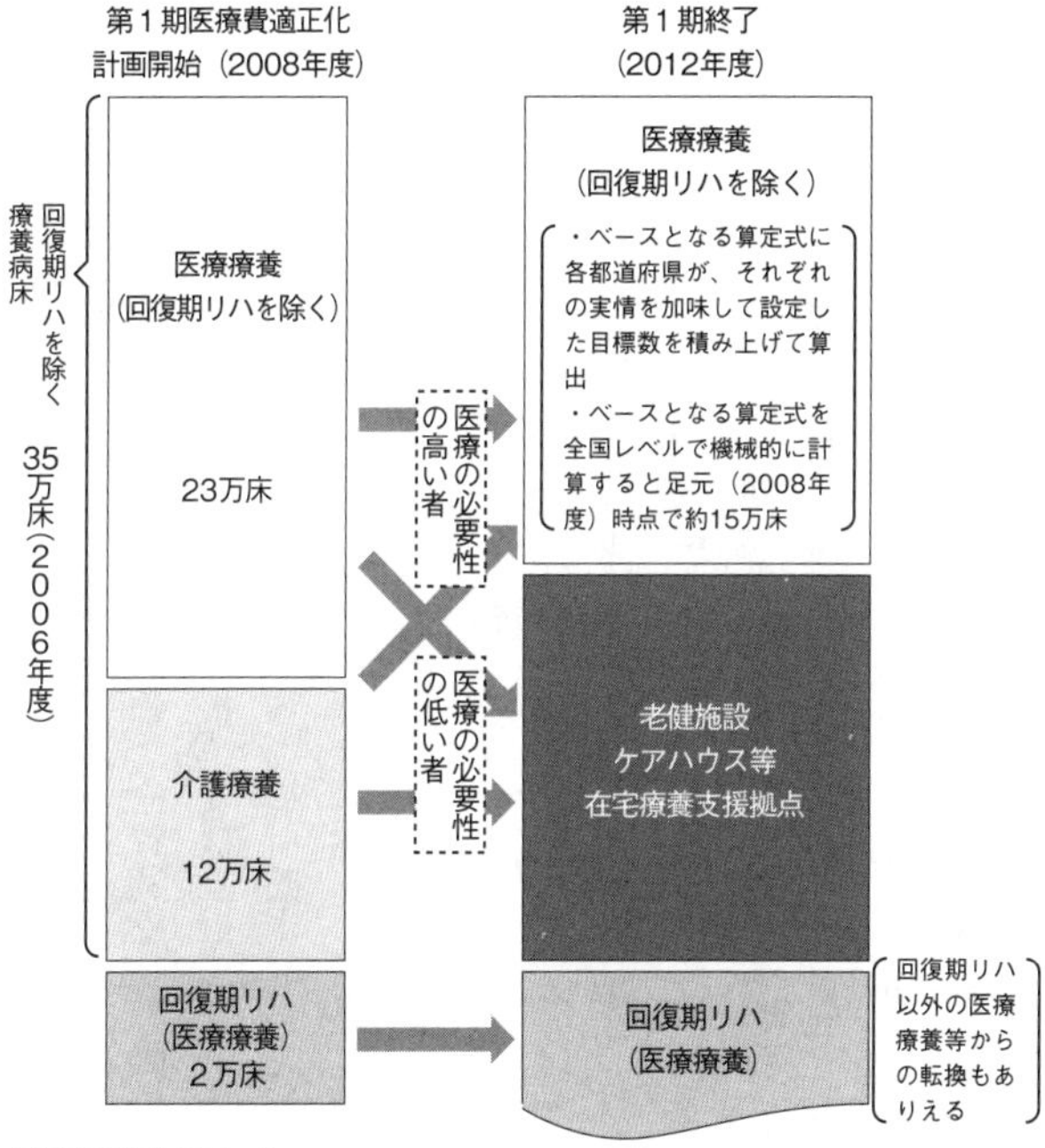

※病床数は全国ベース

（出所）厚生労働省資料。一部修正

都道府県の医療費適正化計画

都道府県の医療費適正化計画は、国の医療費適正化計画で示された達成目標のもと、健康増進計画、医療計画および介護保険事業支援計画の三計画との整合性をはかりつつ、二〇〇八年度を初年度とし五年計画で、各都道府県において作成されている。

具体的には、①住民の健康の保持の推進に関する都道府県の達成目標に関する事項、②医療の効率的な提供の推進に関する都道府県の達成目標に関する事項、③目標を達成するために都道府県が取り組むべき施策に関する事項、④目標を達成するための保険者、医療機関その他の関係者の連携および協力に関する事項、⑤計画期間における医療に要する費用の見通しに関する事項、⑥計画の達成状況の評価に関する事項、など国の計画と同じ事項が盛り込まれているが、②において、より具体的に、療養病床の病床数に関する数値目標（療養病床の削減目標）や平均在院日数に関する数値目標が掲げられている。

医療費適正化計画の中間年（二〇一〇年度）には、都道府県による計画進捗状況の評価が行われ、終了年度の翌年度（二〇一三年度）には、都道府県の実績評価が行われる。そして、特定健診等の実施率や、それによる生活習慣病予防の成果（医療費抑制の成果）が目標に達しない場合には、診療報酬特例の導入（二〇一三年度または二〇一四年度）のほか、七五歳以上の後期高齢者医療制度の費用に充てられる支援金を、最大で一〇％増額するというペナルティ制度が導入される（二〇一三年度以降）。

前者の診療報酬特例の導入は、これまで全国一律であった診療報酬の単価（一点＝一〇円）を、医療費の多くかかった広域連合では、たとえば、一点＝九円にすることなどが可能になる仕組みで、この点数の差は、事実上、診療報酬の引き下げを意味する。また、後者は、四〇歳から七四歳の人が対象となる特定健診・特定保健指導の実施率が低調で、目標数値に達しないなどの場合に、当該医療保険者が負担する後期高齢者支援金が増大するわけで、つまりは当該医療保険に加入している現役世代の保険料が高くなる仕組みだ（第4章参照）。まさに、二重、三重の医療費抑制の仕組みが組み込まれているといってよい。

第2章　高齢者医療制度はなぜ導入されたのか

本章では、後期高齢者医療制度などが導入されるに至った背景と経緯をたどり、同制度導入のねらいを明らかにする。なお、二〇〇一年一月の中央省庁再編で、厚生省は労働省と統合され、厚生労働省となっているが、それ以前の政策などをみる場合には、当時の名称である「厚生省」の語を使用する。

1　老人医療無料化から老人保健制度の導入へ

老人医療無料化の実現と「福祉元年」

戦後の日本の医療保険制度は、戦前にあった健康保険や国民健康保険を再編する形で構築された。一九五六年には、社会保障制度審議会（当時）が「医療保障制度に関する勧告」を出し、これを受ける形で、厚生省は、一九五七年に「国民皆保険全国四か年計画」を発表、国民健康保険法の改正に着手した。そして、一九五八年に、新国民健康保険法が成立。新法は、目的条項（一条）を、旧法の「相互共済ノ精神」から、憲法二五条の精神にもとづき、「社会保障及び国民保健の向上」に改め、現在の市町村を保険者とする強制加入の制度が確立した。新法は、国民年金法とともに一九六一年に施行され、ここに、いわゆる「国民皆保険・皆年金」が実現した（その後、国籍条項が撤廃され、現在では一定の条件を満たした外国人も国民健康保険加入者となれるので、正確には「皆保険」というべきだが、本書では慣例にしたがって、「国民皆保険」で統一する）。

国民皆保険が実現した一九六〇年代は、日本の高度経済成長の時代であり、医療への公費支出が増大し、社会保障制度が拡充していった時期でもあった。国民健康保険制度も、この時期、一部負担の割合が五割から三割に引き下げられ、市町村の療養の給付に対する国の負担が二五％から四〇％に引き上げられるなどの改善がみられた。また、医療供給体制の点でも、政府は、医師数をＯＥＣＤ（経済協力開発機構）加盟国の平均（当時の目標は一〇万人あたり一五〇人）に近づける方針を掲げ、一県一医科大学構想を推進した。

しかし、現役世代の正社員を主な加入者とする健康保険などの職域保険と、自営業者や高齢者を主な加入者とする国民健康保険とでは、給付（国民健康保険には、傷病で仕事を休んだ場合に支給される傷病手当金がない）や保険料負担（国民健康保険料には、会社などが負担する事業主負担がない）などの格差は大きいままで、むしろ格差の固定化が進んだ。高齢化や非正規雇用化の進展により、国民健康保険が深刻な財政危機に直面する萌芽は、すでにこの時期の格差の固定化にあったといってよい。

一方、高齢者医療の分野では、一九六〇年一二月に、岩手県旧沢内村（現在は、西和賀町）で、六五歳以上の高齢者の医療費自己負担を無料とする制度がはじまった。翌年四月からは六〇歳以上を対象とし、乳児についても無料化が実現された。この、いわゆる「老人医療無料化」は、この時期、各地で成立した革新自治体にも広がり、一九六九年には、美濃部知事のもと、東京都で無料化が実現した。そして、一九七二年の老人福祉法改正で、一九七三年一月から、七〇歳以上の老人医療費支給制度が実施された。これには一定の所得制限があったが、大半の高齢者が対象となり、全国レベルで、老人医療無料化が実現した。

一九七三年には、健康保険法が改正され、健康保険の家族給付率が五割から七割に引き上げられた（自己負担が五割から三割に引き下げられた）。同時に、医療費の一部負担に一ヵ月分の上限を設定し、償還払いの形で、上限を超した金額の払い戻しを行う高額療養費制度も導入された。同年は、年金の給付額の引き上げも行われたこともあり、当時の田中内閣のもとで、「福祉元年」と称された。

臨調・行革路線の医療費抑制策

しかし、「福祉元年」は「福祉二年」を迎えることなく終わってしまう。一九七三年秋の石油危機を境に、高度経済成長が終わり、低成長の時代に入ると、政策的に、社会保障制度の拡大に歯止めがかけられるようになってきたからである。

とくに、一九七〇年代末に、政府が打ち出した「日本型福祉社会」論は、高福祉高負担の北欧型の福祉国家を否定的に捉え、個人や家族の自助努力と近隣・地域社会の連帯を強調するもので、一九八〇年代に入ると、この「日本型福祉社会」論にもとづく、医療・福祉への公費支出を抑制・削減する政策が本格的に展開されていく。一九八一年に発足した第二次臨時行政調査会にちなんで「臨調・行革路線」といわれる医療費抑制策のはじまりである。

とくに抑制が加えられたのが、高齢者福祉の分野であり、これにより福祉施設やホームヘルプサービスなどの在宅サービスは大幅に不足することとなった。家族介護が、その基盤を失っていたにもかかわらず、公費支出抑制のために、長期化、重度化していく高齢者介護を家族（多くの場合、女性）に担わせてきた政策の歪みは、高齢者の虐待、介護疲れによる殺人や心中など、「介護地獄」とまでいわれる悲惨な状況を生みだした。

こうした状況のもとで、医学的には病院への入院治療の必要がないのに、在宅サービスや高齢者福祉施設が不足しているため、やむにやまれずという形で、高齢者が施設代わりに病院へ入院する、いわゆる「社会的入院」が増大していく。本来福祉で対応すべき高齢者介護を、高齢者福祉の貧困ゆえに、医療が肩代わりしていったわけだ。

しかし、もともと日本の病院の多くは、結核などの治療か、短期の疾病の治療用につくられてきていたため、高齢者に対して十分な介護や看護を行う施設も人的体制も整っていなかった。しかも、人員体制が手薄な「老人病院」がこの時期、各地でつくられるようになり、病院に入院した高齢者は、劣悪な療養環境の中、人手不足のため、ベッドに寝かせきりにさせられ、「抑制」という名の不必要な身体的拘束、ひどい場合には、薬による行動の抑制を受けることもあった。しかし、病院を出ても行き場がない高齢者や共倒れが確実な家族にとっては、こうした人権侵害にあたる状況も甘受せざるをえなかった。

老人保健制度の導入

とはいえ、医療による福祉の代替にも歪みが目立ってきた。高齢化の進展と高齢者の社会的入院の増加が重なり、病院での高齢者の「寝かせきり」が社会問題化すると同時に、財政的にも、高齢者医療費を中心に医療費が増大していったからである。

これに対して、厚生省は、診療報酬を低く抑えることで、医療費を抑制する政策をとった。一九七八年に行われた改定までは、毎回ほぼ一〇％以上の引き上げがはかられてきた診療報酬は、一九八一年六月の改定を最後に、その後一〇年間にわたって、ほとんど引き上げられなかった。前述のように、病院や診療所は、この診療報酬で職員の人件費を支払い、必要な機器を購入し、建物の建て替えなどを行っている。最低でも、一般の賃金上昇率や消費者物価指数の上昇を反映した診療報酬の引き上げがなされないことには、病院や診療所は経営が困難になる。事実、診療報酬の抑制の中で、病院などの倒産が起きるとともに、儲け主義に走った病院の乱診・乱経営が横行し、社会問題にまでなった。

また、老人医療無料化の財政負担が認識されはじめ、医療費を抑制したい政府を中心に、無料化により、病院待合室が「サロン化」しているとか、高齢者が同じ病気でいくつもの病院に「ハシゴ受診」しているなどの批判が加えられるようになった。

確かに、無料化の実現で、高齢者の通院は容易になったが、それにより、高齢者が病気でもないのに病院に通い、医療費が増大したという批判はあたらない。高齢者の場合、ちょっとしたカゼでも大病につながることもあり、無料化による医療へのアクセスのよさは、重病化の予防に重要な役割を果たしていたし、病院待合室の「サロン化」も現実にあったかどうかも疑わしい（かりにあったとしても、数少ない高齢者の交流の場として、予防的効果を果たしていたともいえる）。実際、無料化を先駆的に実現していた旧沢内村では、高齢者医療費は、一時的ながら減少していた。高齢者医療費増大の原因は、この時期から顕著となってきた高齢化の進展とみる方が正確だろう。高齢者は病気になりやすく、高齢者が増えれば、医療費が増大するのは必然だからだ。

とはいえ、高齢者医療費の増大は、高齢者の多くが加入する国民健康保険の財政の逼迫をもたらした。一九七七年には、厚生省が、高齢者を国民健康保険から切り離す別立ての制度を提案したが、日本医師会の反対などにより頓挫した。その後、厚生省内で検討が進められ、一九八二年に、老人保健法が制定され、翌年から老人保健制度が導入された。

老人保健制度の導入によって、老人医療費無料制度が廃止され、高齢者も定額の一部負担をすることになった。当初は、外来で月四〇〇円（入院で一日三〇〇円）の負担だったが、その後、段階的に引き上げられていく。財政面では、前章でみたように、高齢者医療費の三割を公費で、残り七割を他の医療保険からの拠出金で賄う仕組みが導入された（第1章参照）。さらに、高齢者医療費を抑制するため、七〇歳以上の高齢者に関しては、一般患者より低い「老人診療報酬」という独自の点数が適用されることとなった。

医療費抑制策の展開

老人保健制度の導入を皮切りに、一九八〇年代後半から、医療費抑制策、具体的には、患者負担などを増やし、医療費の公費負担部分を抑制する政策が本格化する。

一九八四年には、健康保険の被保険者本人に、医療費の二割（法律上は二割であったが、当面は一割とされた）の自己負担が導入された。また、診療報酬の算定に、入院期間が長くなればなるほど、診療報酬が低くなる逓減《ていげん》制が持ち込まれた。逓減制により、入院期間が三カ月を超えると診療報酬は半分近くに下がり、さらに高齢者の場合には、先の別立ての老人診療報酬設定で、二重に低い診療報酬が適用されることとなった。そのため、病院は、高齢者や長期入院患者を多く抱えているほど赤字となり、重度の高齢者や長期入院の患者が退院を強制される例が多発した。

しかし、在宅サービスや老人ホームなど施設が整備されていない状況での、こうした診療報酬の誘導による退院の強制（強引な社会的入院の解消といってもよい）は、当事者である高齢者やその家族にとっては過酷以外の何ものでもなく、高齢者が、診療報酬が下げられる三カ月、あるいは六カ月ごとに病院を転々とする「たらい回し」が増えた。さらに、経営難に直面した病院などでは、入院患者から「お世話料」という名目で、多額の保険外負担を課すことが常態化し、医療現場の荒廃が進んだ。

医療供給体制の整備についても、この時期、拡大から抑制へと転換する。一九八二年に、医師数の増大に歯止めをかける医師養成数の抑制が閣議決定され、一九八五年には、全国の病院の病床数の削減を目標にした「医療計画」の作成を義務づけた第一次医療法改正が行われた（医療法は、医療供給体制に関する法律で、一九四八年の制定以来、何度か改正されているが、とくに大きな改正を第一次、第二次のように呼ぶ）。現在の医師不足問題は、この時期から四半世紀以上もつづいている医療費抑制策に起因するといってよい。

一方で、高齢者や低所得者が多く加入し、制度の財政基盤が脆弱《ぜいじゃく》な市町村国民健康保険については、その財政基盤を強化すべく、一九八四年に、前述した退職者医療制度が、一九八八年には、保険財政基盤安定制度が創設された。このうち、保険財政基盤安定制度は、保険料負担能力が低い低所得者に対する保険料軽減制度として、国が二分の一、都道府県が四分の一、市町村が四分の一負担する税財源から財政援助する仕組みである（二〇〇五年からは、都道府県四分の三、市町村四分の一となっている）。

2 老人保健制度の行き詰まりと介護保険制度の導入

医療保険財政の悪化

一九九〇年代に入ると、国民医療費（正常分娩や健康診断などを除いた一年間に保険医療機関に支払われた医療給付費をさす。以下、単に「医療費」という）は、毎年一兆円のペースで増えつづけ（図表11）、医療保険財政の悪化が目立つようになってきた。

とくに七〇歳以上の高齢者の医療費の増大は、老人保健制度に拠出している健康保険などの財政を圧迫し、赤字に陥る健康保険組合などが増えた。もともと、健康保険などの被用者保険は、被保険者が若年層で、高齢者に比べて病気になりにくく、負担能力もあるため、黒字基調がつづいてきた。ところが、老人保健拠出金の医療費按分率が一〇〇%とされた一九九〇年ころから、拠出金の増大で、健康保険などの医療保険財政が悪化しはじめた。老人保健拠出金の医療費按分率とは、拠出金の額を定める高齢者の加入率をさすが、これが一律に同じ（つまり按分率一〇〇%）とされたことで、高齢者の加入が少ない被用

図表11　医療費の動向

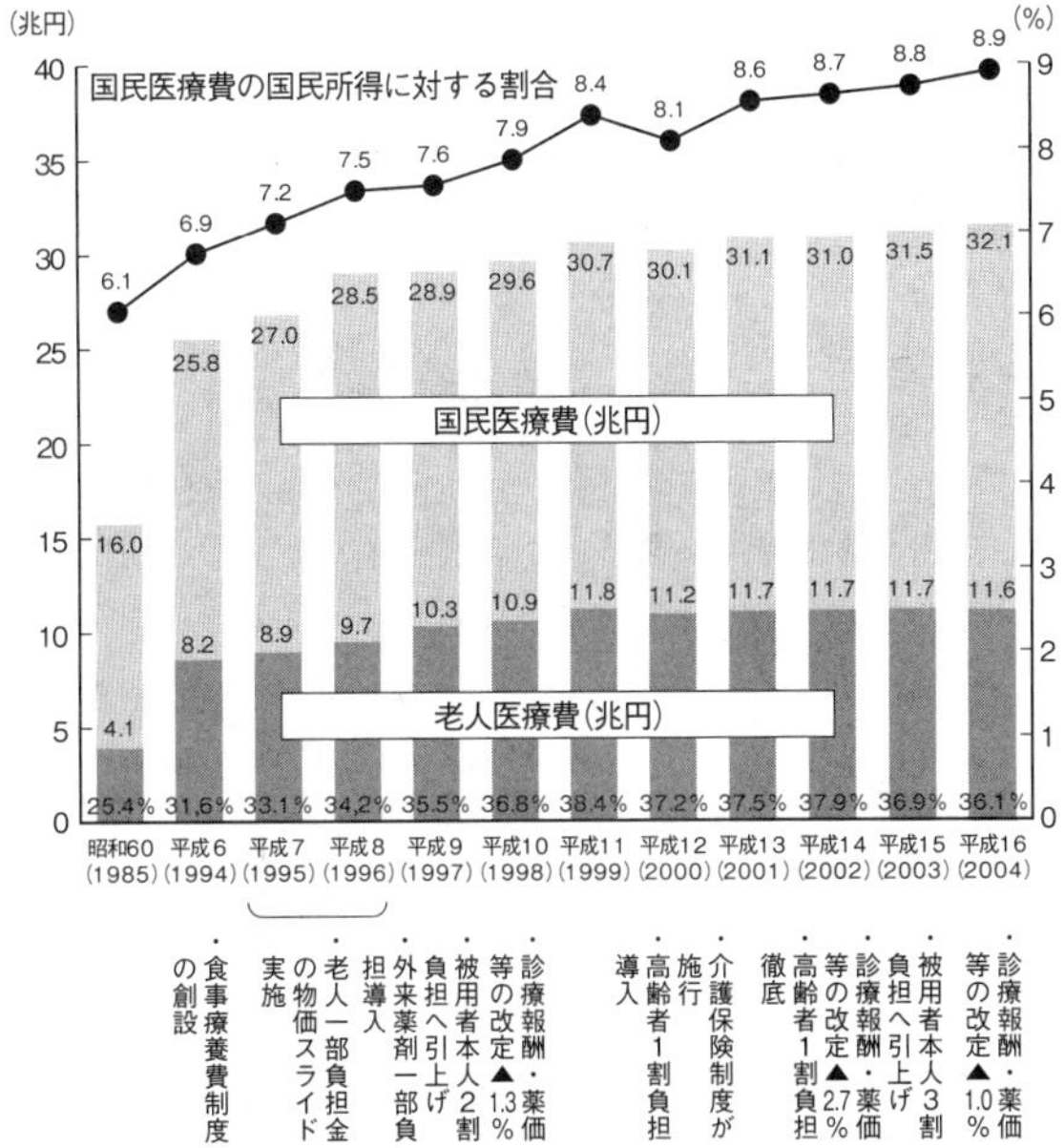

国民医療費の対前年度伸び率(%)

	昭和60(1985)	平成6(1994)	平成7(1995)	平成8(1996)	平成9(1997)	平成10(1998)	平成11(1999)	平成12(2000)	平成13(2001)	平成14(2002)	平成15(2003)	平成16(2004)
国民医療費	6.1	5.9	4.5	5.6	1.6	2.3	3.8	▲1.8	3.2	▲0.5	1.9	1.8
老人医療費	12.7	9.5	9.3	9.1	5.7	6.0	8.4	▲5.1	4.1	0.6	▲0.7	▲0.7
国民所得	7.4	1.4	0.1	1.3	1.0	▲2.7	▲1.5	1.3	▲2.9	▲1.4	0.7	0.7

資料：厚生労働省大臣官房統計情報部『国民医療費』、
厚生労働省保険局『老人医療事業年報』

(注1)国民所得は、内閣府発表の国民経済計算(2006年5月発表)による

(注2)老人医療費は、2002年の制度改正により、対象年齢が70歳から段階的に引き上げられており、2006年10月より75歳以上となった

(出所)『厚生労働白書・平成19年版』(ぎょうせい、2007年)37頁。一部修正

者保険ほど拠出金が多くなったからだ。各医療保険者からの拠出金に依存する老人保健制度は導入一〇年余りで、その矛盾や限界を露呈してきたといえる。

医療保険の中でも、老人保健制度の矛盾や高齢化の進展の影響をもろに受け、深刻な財政危機に陥ったのは、市町村国民健康保険であった。一九九〇年代の不況の長期化がこれに拍車をかけ、税金を投入しての前述の財政基盤の強化も焼け石に水であった。市町村国民健康保険の保険料収納率は、年々低下しつづけ、一九九八年度は九一・八%にまで落ち込んだ。収入の減少などで保険料を軽減される世帯も、同年度で、全世帯の三割近くにまで急増した。多くの市町村は、保険料収納率の低下→国民健康保険財政の悪化→保険料の引き上げ→保険料収納率のさらなる低下、という悪循環に陥り、事態は深刻化していった。

行き詰まりをみせる老人保健制度

こうした状況のもと、医療保険・老人保健制度の立て直しと改革が試みられていく。具体的には、まず、一九九〇年四月の診療報酬改定で、看護・検査・投薬などを一括して支払う定額制が、患者六人に対し介護職員一人以上の職員体制をもつ特例許可老人病院に導入された。これが「入院医療管理料承認病院」、通称「介護力強化病院」と呼ばれる病院である。診療報酬がまとめて一定額支払われるので、「マルメ方式」とも呼ばれるこうした定額（包括払い）診療報酬の導入は、しかし、診療報酬額自体が低く抑えられていたこともあり、重度の看護や介護が必要な人が入院を拒否されたり、退院を強制されるという事態を生みだした。病院側からみれば、どんなに看護・介護を行っても診療報酬が同じなら、手のかからない患者を入院させた方が収益があがるからである。

ついで、福祉施設の不足を補うため、一九九二年の第二次医療法改正で、療養型病床群が創設された。また、一九九六年六月には、健康保険法が改正され、入院時の病院給食が、標準負担額という形で自己負担とされた（当初は、一般所得の人で一日六〇〇円）。しかし、この自己負担の導入は、慢性疾患の治療が中心となっている現代の医療現場の状況を軽視していた。糖尿病の食事療法をみればわかるが、病院給食は療養治療の一環といえ、保険給付の対象とすべきだろう。

さらに、病院の付き添い看護制度が段階的に廃止された。患者が雇った付き添いの費用を還付する「付き添い看護療養費」制度の廃止が主なねらいだった。実際、この助成制度の廃止で、国は年間一〇〇〇億円の還付金が削減できたといわれている。しかし、その結果、付き添いをつけるには、全額自費となり、患者や家族の経済的負担は増大し、家族が付き添いの代わりに病院に出向くことも増えた。また、全国で約六万人ともいわれた病院の付添い婦も職を失い、看護師の数は増やされないまま、東京や神奈川の最低賃金水準よりも低い看護補助料しか支払われない介護職員（看護補助）だけが残された。

結論からいえば、一九九〇年代も、医療への公費支出の抑制という政府の政策方針は変更されるどころか、強化され、短絡的な医療費抑制政策がとられつづけてきたといえる。そのため、医療費の一時的な抑制は可能だったが、財政危機の根本的解決には至らなかった。とはいえ、市町村国民健康保険や老人保健制度の財政立て直しは急務であった。そうした中で、高齢者医療費に含まれている介護色の強い部分を、別の社会保険（具体的には介護保険）の給付に移すような形で、老人保健制度から切り離せば、市町村国民健康保険や他の健康保険などの負担が少しは軽くなる（少なくとも、財政破綻は先送りできる）と厚生省内で考えられるようになった。故滝上宗次郎氏の言葉を借りれば、まさに「行き詰まりをみせている医療制度の建て直し」と「老人保健法の延命策」として介護保険が構想されてくるのである（滝上宗次郎『福祉は経済を活かす』勁草書房、一九九五年）。

介護保険法の成立

介護保険制度については、一九九五年から実施されているドイツの介護保険制度を参考にしながら、当時の橋本内閣のもとで検討が進められ、老人保健福祉審議会（当時）の「最終報告」（一九九六年四月）などを受けて、厚生省を中心に法案がまとめられた。そして、一九九六年一一月二九日の第一三九回臨時国会に、介護保険関連三法案（介護保険法案、介護保険法施行法案、医療法の一部を改正する法律案）が提出された。

法案提出直前の同年一一月一八日には、厚生省幹部の特別養護老人ホームを舞台にした大規模な汚職事件が明るみに出て、介護保険の実質的な提案者であった岡光序治元厚生省事務次官らが逮捕されたにもかかわらず、介護保険の構想発表から、わずか二年余りで法案がまとめられ、国会に提出された。まさに拙速というにふさわしい介護保険法案の提出であったが、結局、二度の継続審議を経て、一九九七年一二月に介護保険法が成立した（平成九年法律一二三号）。ただし、法案審議段階でも多くの問題点や疑問が指摘され、衆議院で一五、参議院でも一九という異例の数の附帯決議が付けられた。

介護保険法の成立が、当時の財政構造改革法の成立（一九九七年一一月）と連動していたことは、介護保険制度の導入が、政策的には、高齢者福祉分野における公費負担の軽減（全額税金で賄っていたものを半分保険料で賄うこととなり、公費負担は大きく削減された。図表6参照）、老人保健制度の立て直しのための医療保険給付の一部の介護保険給付への移行など、医療・福祉分野への公費投入の抑制による財政再建の一環に位置づけられていたことを意味している。ただ、財政構造改革法は、施行後まもなく、山一証券の破綻など、深刻な金融危機と不況に直面し、凍結に追い込まれる（その後、一九九八年一月に廃止）。

しかし、医療・福祉分野における財政構造改革法というべき介護保険法は予定どおり二〇〇〇年四月から施行された。

介護保険制度の導入

前述したように、介護保険制度は、六五歳以上の高齢者を第一号被保険者とし、無収入・無年金の高齢者でも保険料を減免せず、すべての高齢者から死亡するまで保険料を徴収する仕組みである。しかも、月額一万五〇〇〇円以上の年金給付額の高齢者については、保険料は年金から天引きされる(特別徴収。ただし、二〇〇六年の改正までは、障害年金・遺族年金の受給者は天引きされていなかった)。保険料徴収の仕組みや財政構造の点で、後期高齢者医療制度のモデルになった制度だ。

もっとも、介護保険料の年金からの天引きについては、当初から批判が多く、政府・与党は、介護保険法施行直前の一九九九年一一月に、介護保険制度の見直し(特別対策)を打ち出し、六五歳以上の高齢者(第一号被保険者)の介護保険料については、最初の半年間(二〇〇〇年四～九月)は徴収せず、その後一年間(二〇〇〇年一〇月～二〇〇一年九月)は保険料を半額とした(半分は国庫負担)。前述の後期高齢者医療制度の実施直前のドタバタの見直しは、八年前の介護保険制度の見直し(特別対策)の再現ともいえた。

ただ、決定的に違うのは、政府・与党の介護保険制度の特別対策、とくに保険料の徴収猶予に強硬に反対し、早く介護保険料を年金から天引き徴収しろと主張、街頭宣伝まで繰り返していたのが、今は高齢者医療制度の保険料天引きを厳しく批判している民主党だったことだ。一九九六年の介護保険法案作成時の厚生大臣が菅直人氏（二〇〇〇年当時は民主党幹事長、現在は代表代行）であったこともあって、民主党は、野党でありながら、与党以上に介護保険法案を積極的に支持し、当時の厚生省の最大の応援部隊であった。

民主党は、その後、障害年金や遺族年金の受給者からも介護保険料を天引きするとした、後述の介護保険法改正案にも賛成している（二〇〇六年六月）。前述のように、野党共同で、後期高齢者医療制度廃止法案を提出したことは評価できるが、後期高齢者医療保険料の年金からの天引きに反対するのであれば、介護保険料の年金からの天引きにも反対すべきだろう。しかし、介護保険料の問題については、民主党は口をつぐんだままだ（もっとも、この点は他の野党も同じだが）。民主党の政策理念のなさ、節操のなさが如実に現れている典型例といえるが、後期高齢者医療制度の先駆けともいうべき介護保険制度の導入を積極的に支持し、改正介護保険法にも賛成したことは、今後、民主党の大きな足かせになる可能性がある。

見込みを下回った高齢者医療費の削減

いずれにせよ、厚生省は、介護保険制度の実施により、それまで老人保健などで給付されていた慢性期医療費の大半が、介護保険の給付に移行することで、高齢者医療費は約二兆円（対前年比一一・八％）ほど削減が可能と見込んでいた。確かに、訪問看護などが介護保険の給付に移行したことで、これまで増加の一途をたどっていた医療費は、二〇〇〇年度には減少に転じた（図表11参照）。

しかし、高齢者医療費の削減効果は思ったほどではなく、目標（約二兆円）の半分程度にとどまった。その主な原因は、医療保険適用から介護保険適用へ移行する療養病床（介護型療養医療施設）が、約一九万床と計画されていたにもかかわらず、介護保険制度開始時で約一一・五万床と、計画数の六割強にとどまったためである。介護保険施設のうち、特別養護老人ホーム（介護老人福祉施設）と老人保健施設（介護老人保健施設）への入所は、原則すべて介護保険適用となるが、療養病床を介護保険適用とするかは、医療機関からの申請に委ねられており、多くの医療機関が、報酬面などから医療保険適用に残る選択をしたことが影響した（介護型療養医療施設は、その後もあまり増えず、現時点で約一三万床）。

介護保険制度の導入による老人保健制度の立て直しも一時的なものにとどまり、高齢者医療費は、二〇〇一年には再び上昇に転じる。そのため、政府内では、増えつづける高齢者医療費を抑制していくために、老人保健制度本体に踏み込んだ改革が急務となっていく。

高齢者医療制度をめぐる議論

すでに、一九九〇年代後半から、政府は、マスコミを動員しつつ、高齢者医療費の高騰で医療費が増大し、医療保険財政が窮迫しており、患者や高齢者へ応分の負担を求めるのは当然だという宣伝攻勢を開始していた。高齢化の進展→高齢者医療費の増大→医療保険財政の危機→高齢者の負担増やむなしという単純な図式化と論調が多くのマスコミに共通して現れはじめるのもこのころからである。

一九九八年八月には、厚生省の「21世紀の医療保険制度——医療保険及び医療供給体制の抜本的改革の方向」が提示される（当時の厚生大臣は小泉元首相）。その主な内容は、患者の窓口負担を健康保険本人も含め三割とし、三〇〇床以上の大病院にかかった場合は五割とするというものであったが、当時の各新聞は、さすがに、この案に対しては「大幅負担増」との見出しで報道した。これを受けて、同年八月二九日に自民党を中心とする政府・与党協議会が「21世紀の国民医療——良質な医療と皆保険制度確保の指針」と題する政府与党案をまとめた。同案では厚生省案の「三割／五割負担」ははずされたが、高齢者の自己負担の定率化など、その後の改革につながる内容は、ほとんど盛り込まれていた。

そして、「21世紀の国民医療」以降、政府・厚生省内で、老人保健制度の再編と高齢者医療制度の創設の議論が本格化する。二〇〇〇年には、健康保険組合団体連合会（以下「健保連」という）などの関係団体から、老人保健制度の改革案が相次いで提言された。日本医師会「２０１５年医療のグランドデザイン」（二〇〇〇年八月）、経済同友会「社会保障制度改革の提言（その2）医療問題」（同一〇月）、健保連「平成14年度医療保険改革実現のために」（同月）、経済団体連合会「保険者機能の強化への取り組みと高齢者医療制度の創設」（同一一月）などがそれである。これらの諸提案は、①独立方式（日本医師会案）、②突き抜け方式（健保連案）、③制度一元化、④リスク構造調整の四案に整理され、厚生省内で、この四案を軸に高齢者医療制度の検討が進められていった。

このうち、①は、七五歳以上の高齢者を独立の医療制度に加入させるものであったが、日本医師会案では、高齢者の一部負担金（一割程度）を除く給付費は全額公費（税金）で賄うというもので、独立方式といっても、後期高齢者医療制度のような社会保険方式ではなかった。②は、被用者保険ＯＢなどの医療給付費を、引きつづき健康保険などが負担するというもので、健保連のほかに、日本労働組合総連合会（連合）も、この案を推奨した。③は、各医療保険者間の負担の不均衡を調整する方式である。これに対して、④は、すべての国民を対象とする新たな医療保険制度を創設する案で、全国市長会や知事会が主張し、いずれも、それぞれの団体の利害を反映したものであった。

その後、二〇〇〇年一一月に、健康保険法改正法案を可決した際の参議院国民福祉委員会（当時。現在は参議院厚生労働委員会）で、老人保健制度に代わる新たな高齢者医療制度を二〇〇二年度に実施するという附帯決議がつけられ、さらに、二〇〇一年に入って、日本医師会案である独立型にそれぞれの立場から修正を加えるという形で高齢者医療制度に関する議論は独立型に固まっていった。

3　小泉政権の医療制度改革

老人保健制度への定率負担の導入

ところが、二〇〇一年四月に小泉政権が成立すると、医療制度改革の主導権は、小泉首相自らが議長を務める経済財政諮問会議に移る。同会議主導で、「今後の経済財政運営及び経済社会の構造改革に関する基本指針」（いわゆる「骨太方針」）が毎年閣議決定され、そこで繰り返し社会保障給付費の抑制が打ち出されることとなる。医療制度改革についても、医療費の徹底した抑制が焦点となり、高齢者医療制度創設の議論はいったん棚上げとなった。二〇〇二年に予定されていた新たな高齢者医療制度の創設も、最終的に、二〇〇一年一一月にまとめられた政府・与党社会保障改革協議会の「医療制度改革大綱」で見送られた。

小泉政権のもとで、医療費抑制の手段として用いられたのが、患者負担の増大であった。まず、老人保健制度の対象者となる高齢者の患者負担が、二〇〇一年一月より（まさに二一世紀のはじまりに）、定額負担から定率一割負担とされた。高齢者の定率一割負担は、介護保険で先行的に実施されていたが、老人保健制度への定率負担導入は、老人保健法施行時（一九八三年）からの厚生労働省の長年の懸案でもあった。外来に関しては診療所の選択定額制などを残してはいたものの、この定率負担の導入は、低所得の高齢者を中心に広範な受診抑制をもたらした。開業医の団体である全国保険医団体連合会（保団連）の調査では、回答をよせた開業医の四分の一が、二〇〇一年一月から高齢者の受診回数が減ったとしている。

また、定率負担導入の健康保険法等改正と同時に行われた第四次医療法改正で、全国の結核病床や精神病床などを除いた「その他の病床」が一般病床と療養病床に区分され、人員・施設基準に差が設けられることとなった。

健康保険本人三割負担の導入

二〇〇一年末からは、二〇〇二年の医療制度改革に向け、政府・与党社会保障改革協議会のワーキングチームで検討が重ねられた。焦点になったのは健康保険本人の患者負担の二割から三割への引き上げであった。自民党内では引き上げに難色を示す議員が多かったが、この間、小泉首相は、三割負担に反対する自民党族議員＝構造改革への抵抗勢力という論法で、負担増の問題をすりかえ、自らの改革姿勢をアピールする戦略をとった。結局、二〇〇二年二月に、与党の自民党側が折れ、政府と与党との間で「医療保険各法の被扶養者を含めた給付割合は、将来にわたり一〇〇分の七を維持する」などの追加合意がなされ、同年三月の閣議決定を経て、「健康保険法等の一部を改正する法律案」が通常国会に提出され、七月に可決・成立した（以下「二〇〇二年改正法」という）。

二〇〇二年改正法により、二〇〇三年四月から、健康保険本人の窓口負担が三割負担とされ、二〇〇二年一〇月から、老人保健法の対象となる高齢者（同月から、従来の七〇歳以上から一年に一歳ずつ引き上げられ、二〇〇六年一〇月で七五歳以上となった）の自己負担も、月額上限制と診療所での定額負担制が廃止されて完全定率一割とされた。また、年金などで年収六三〇万円以上の高齢者夫婦世帯（単身者で年収三八〇万円以上）は「高所得者」とされ（七〇歳以上の高齢者のうち約一二%が対象）、自己負担は二割となり、さらに、外来の医療費の負担上限月額は、一般で一万二〇〇〇円、高所得者で四万二〇〇〇円、住民税非課税世帯で八〇〇〇円に引き上げられた。これにより、とくに在宅酸素療法などをつづけている重症の高齢者が、従来の数倍の負担増となり、命にかかわる深刻な問題が発生した。

保険料負担も増大した。健康保険など被用者保険の保険料の計算が、標準報酬制（月給ベース）から総報酬制（年収ベース）に変更され、保険料率も引き上げられたため、年収四五〇万円の給与生活者で計算すると、年間保険料が約四万円も増大した。

二〇〇二年診療報酬改定の影響

二〇〇二年改正法の施行とともに行われた同年四月の診療報酬の改定も劇的なものであった。これまで診療報酬は、一九九八年の改定で、薬価二・八%引き下げ、診療報酬本体一・五%引き上げの実質一・三%のマイナス改定になったことはあるが、本体については据え置きという状態がつづいてきた。しかし、二〇〇二年改定では、本体がはじめて一・三%引き下げられ、薬価と合わせて全体で二・七%の引き下げとなった。診療実日数の多い患者ほど引き下げ率が大きく、長期に受診する患者を多く抱える医療機関が大きな打撃を受ける形となった。

さらに、二〇〇二年診療報酬改定では、入院期間が一八〇日を超えて入院している患者については、難病患者などを除いて、特定療養費として入院基本料の基本点数の八五％を給付し、残りの一五％（月額約五万円）を患者の自己負担とする改定も行われた（二〇〇四年四月から完全実施）。つまり、入院期間が一八〇日を超えると、入院費が月五万円程度アップするわけだ。しかも、患者が入退院を繰り返す、いわゆる「たらい回し」を防ぐため、患者は「退院証明書」を発行してもらい、医療機関は患者の入院履歴を確認することが、支払基金などからの入院費用支払いの条件となるといった徹底ぶりであった。こうした特定療養費制度を利用した「保険はずし」には、患者の入院費用負担の不安から、民間保険会社の参入を促すという政策意図もあったと考えられる。実際に、この時期から、新聞紙上でも「がん保険」や「入院保険」などの民間医療保険の広告が目立つようになる。

いずれにせよ、自己負担の増大により（都市部では、患者の保険外負担は月額一〇万円を超す状況にある）、低所得の患者を中心に長期入院患者の多くが、退院を余儀なくされる事態が広がった。しかも、特別養護老人ホームの入所待ち待機者数は、二〇〇六年時点で、全国で約三八万人にのぼり（厚生労働省調べ）、老人保健施設ですら待機者が出ている現状では、経済的理由で退院を余儀なくされた患者は、在宅療養するか（それも、現在の介護保険の給付水準では、家族の負担が大きすぎる）、住居や家族など生活基盤をもたない高齢者の場合は、行き場をなくして路頭に迷うしかない。後述する介護保険適用の療養病床の廃止で、そうした事態はさらに加速すると予想される（第4章参照）。

二〇〇二年改正法による患者負担増、保険料引き上げによる国民負担増は、年間一兆五〇〇〇億円にものぼり、自民党の支持母体である日本医師会からも反対や批判が相次ぎ、法案への反対署名は、各種団体合わせて最終的には約三〇〇〇万人分にも達した（国民の四人に一人が署名している計算となる）。にもかかわらず、負担増と給付抑制は断行され、後述のように、さらなる負担増（とくに高齢者を標的にした負担増）へとつながっていく。

4 「基本指針」で打ち出された高齢者医療制度

高齢者医療制度の創設に向けて

一方、前述の健康保険本人の三割負担導入の決定は、政府・与党内で、再び高齢者医療制度についての議論を活発化させた。二〇〇二年改正法案の閣議決定前の与党との事前調整の段階から、自民党の厚生労働省族議員を中心に、現役世代に負担増を強いるなら、現役世代の拠出金（保険料など）で支えている老人保健制度についても改革が必要との批判が相次いだからである。議論の結果、二〇〇二年改正法の附則に、医療保険制度全体の改革について、二〇〇二年度中に、具体的内容、手順および年次計画を明らかにした基本方針を策定し、できるだけ速やかに（新しい高齢者医療制度の創設については、おおむね二年を目途に）、所要の措置を講ずるとする規定が盛り込まれた（第二条二項）。

高齢者医療制度の創設については、前述の四案のうち、七五歳以上の高齢者を対象にした独立型が有力になりつつあったが、日本医師会案では、財源は一部負担金を除き全額公費で賄うというものであった。これを介護保険の財源構造をモデルに、財源を公費五割、現役世代からの拠出金四割、後期高齢者からの保険料一割で賄う社会保険方式（まさに現在の後期高齢者医療制度そのもの）が、自民党案として固まってきた。

しかし、独立型の社会保険方式は、リスク分散が難しく、制度維持には現役世代の負担や公費負担を増やさざるをえない。そのため、厚生労働省は、この自民党案には消極的で、公明党所属の坂口力厚生労働大臣（当時）も、高齢者が従来の医療保険に加入したままで、国民健康保険と被用者保険との間で財政調整を行う方式を提示、厚生労働省が、二〇〇二年一二月に発表した医療制度改革試案でも、坂口案をもとにした厚生労働省案と独立型の自民党案の両案が併記された。

ただ、坂口案では、老人保健制度との相違が明確ではなく、何よりも、当時の小泉政権のもとで、老人保健制度の抜本的な改革が指向されていた。結局、七五歳以上の後期高齢者については、自民党案の独立型が採用され、六五歳から七四歳までの前期高齢者については、坂口案に似た財政調整の仕組みを採用する形で、二本立ての高齢者医療制度の構想が固まった。

「基本方針」の提示

そして、二〇〇三年三月、二〇〇二年改正法の附則にもとづく基本方針として、「医療保険制度体系及び診療報酬体系に関する基本方針」（以下「基本方針」という）が閣議決定された。「基本方針」は、高齢者医療制度に関して、老人保健制度と退職者医療制度を廃止し、六五歳から七四歳までの前期高齢者については、国民健康保険か被用者保険に加入し、制度間の前期高齢者の偏在による医療費負担の不均衡の調整方式を、七五歳以上の後期高齢者については、高齢者から新たに徴収する保険料、被用者保険などからの支援（ここでは「社会連帯的な保険料」と呼ばれていた）と公費で賄う制度を、それぞれ創設するという案を示した。後期高齢者医療制度の構想がはじめて公式に表明されたのである。

評判の悪い「後期高齢者」という用語が、制度名に用いられたのも、この時がはじめてである。老人保健制度では「老人」と一般の人との区別はあっても、高齢者を前期と後期とに分けてはいなかったが、前述のように、高齢者医療法にもとづく高齢者医療制度は二本立てで、前期と後期の区別をせざるをえなかったのだろう。もっとも、高齢者を後期と前期に区分する用法は、すでに一九八八年版の『厚生白書』にもみられ、行政関係者の間では二〇年以上前から使われていた。しかし、第一章でみたように、あなたは「後期高齢者」ですよといわれると、いい気持ちはしない。いかにも血の通わない行政用語ではある。

また、「基本方針」は、医療保険の保険者の統合・再編について、都道府県単位の再編を軸に進めることも提示していた。かくして、小泉政権の構造改革路線のもと、診療報酬の引き下げと公的医療範囲の縮小などにより医療費の抑制をはかる施策が加速し、二〇〇四年の診療報酬改定も、実質的に総枠マイナス改定となった。結果として、医療機関の運営は苦しくなり、医療従事者の労働条件も悪化、さらには医師不足が顕著となってきた。

市町村国民健康保険についても、全体的に財政危機が進行しているにもかかわらず、この時期、小泉政権による、いわゆる「三位一体改革」（国庫補助負担金の削減、地方交付税の見直し、税源の地方移譲の三つを並行的に行うというものだが、現実は国庫補助負担金の削減が先行した）の一環として、都道府県負担を導入し、給付費に対する定率国庫負担割合を四〇％（国の財政調整交付金一〇％）から三四％（国の財政調整交付金九％）に削り、国庫負担額で七〇〇〇億円を減らす改革が行われた。

厚生労働省の「医療制度構造改革試案」

二〇〇五年に入ると、「基本方針」を軸に、政府の社会保障審議会医療保険部会や経済財政諮問会議などで、改革内容の検討が進められていった。同年五月に開催された社会保障審議会医療保険部会では、後期高齢者医療制度については独立方式が、ほぼ既定路線となり、同年六月には、二〇〇六年度に医療制度改革を断行すること、政管健保の運営を国から切り離し、全国単位の公法人を設立することなどを盛り込んだ「骨太の方針２００５」が閣議決定された。また、同月には、介護保険給付費の増大と介護保険料の高騰を背景に、給付抑制を目的とした介護保険制度の大改革を行う改正介護保険法が成立している（改正介護保険法の問題点については第３章参照）。

一方、二〇〇五年八月には、郵政民営化法案をめぐり、衆議院が解散され、九月に行われた衆議院選挙で、自民党が歴史的な大勝を収めた。この追い風を受け、とくに応益負担導入の点で、障害者の反発が強かった障害者自立支援法が、一〇月に成立（その問題点については第６章参照）、医療制度改革においても、経済界の意向を反映した経済財政諮問会議の民間議員を中心に、医療費抑制への圧力が大きくなった。

経済財政諮問会議の民間議員は、高齢化がピークをむかえる二〇二五年に予想される医療給付費五六兆円を四二兆円に抑えるべく、医療給付費の伸びを国内総生産（GDP）の伸び率に連動させて、医療費総額を管理するキャップ制、さらに保険免責制度（免責額が外来で一〇〇〇円とすると、治療費のうち一〇〇〇円までは保険がきかず全額自己負担となる仕組み）の導入などを提言した。

これに対して、厚生労働省は、それに対抗すべく、二〇〇五年一〇月に「医療制度構造改革試案」（以下「試案」という）を打ち出した。「試案」は、医療給付費の伸びの抑制をはかるため、中長期的対策として、国が示す参酌標準のもと、都道府県が医療費適正化計画を策定し、一定期間後に計画推進効果を検証する仕組みを導入すること、短期的対策として、高齢者の患者負担の引き上げ、後期高齢者医療制度の創設などを提言した。厚生労働省は、これらの施策により、二〇二五年の医療給付費五六兆円を四九兆円に抑えることができるとした（図表12）。

もっとも、医療費の見通しについて厚生労働省は、従来から二〇二五年度の医療費予測を発表してきたが、一九九四年の『厚生白書』では、それが何と一四一兆円となっていた。その後、一九九七年には一〇四兆円、二〇〇二年には八一兆円、そして今回が六五兆円

図表12 「試案」にみる医療給付費の抑制策

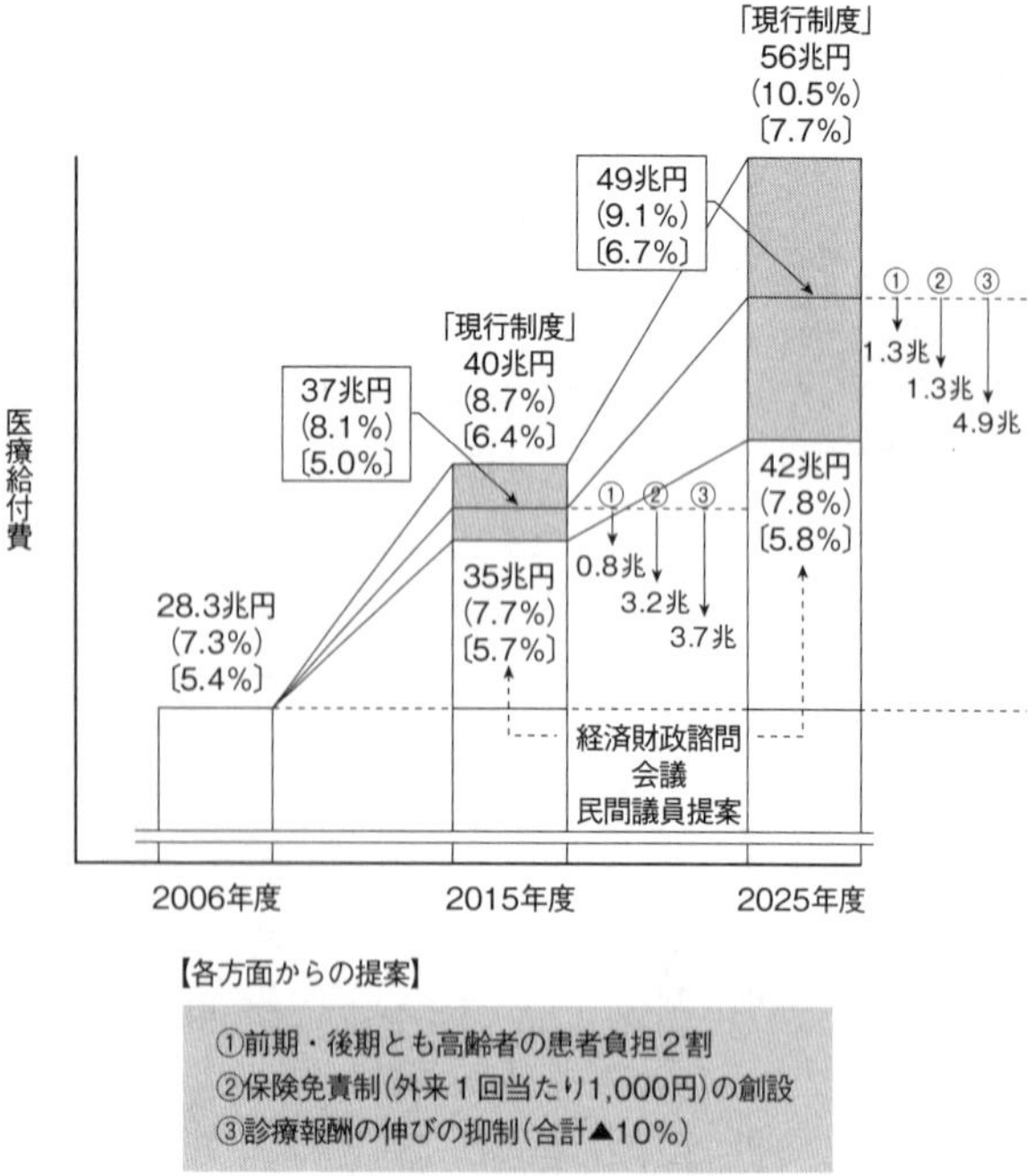

(注1) 医療給付費の( )内は対国民所得比
〔 〕内は対GDP比。GDPの伸び率は2006年2.1%、2007年2.4%、2008年2.8%、2009〜2010年1.9%、2011年以降1.6%として推計

(注2) 「現行制度」は、2006年度概算要求を起算点とし、2004年5月の「社会保障の給付と負担の見通し」に即して推計したもの

(出所) 厚生労働省資料。一部加筆修正

（医療給付費五六兆円）と下方修正されてきた。負担増など予想の前提となる条件に変化があったとはいえ、将来予測が一〇年間で半減するというのは、あまりにずさんだ。むしろ恣意的に、過大な予想値を示すことで、不安をあおり、医療費抑制策を進めやすくしようとする戦略だったのだろう。

いずれにせよ、後期高齢者医療制度は、小泉政権のもとで影響力を増した経済財政諮問会議が提起したキャップ制や保険免責制度の導入に代わる医療費抑制の手段として、いわば、同会議を説得するための制度として打ち出されてきたともいえる（ただし、後期高齢者医療制度の財政構造が自動的な医療費キャップ制になっていることについては、第3章参照）。

「医療制度改革大綱」と療養病床の削減・廃止案

「試案」をもとに、二〇〇五年一一月には、政府・与党医療改革協議会が発足し、検討が進められた。難航したのは、後期高齢者医療制度の運営主体であった。「試案」では、後期高齢者医療制度の運営主体については、財政リスクを分散・軽減するため財政安定化基金などの保険運営の安定化措置を講ずることを前提として、介護保険と同様、市町村とされていた。しかし、これには市町村の側から、強い反発が出た。国民健康保険や介護保険だけでも大変なのに、このうえ、後期高齢者医療制度までも背負わされるのではたまらないというのが市町村側の本音であった。もうひとつの候補である都道府県の側も、徴収機構がないなど難色を示した。

結局、全市町村が参加する広域連合とする方向で調整がつき、同年一二月一日、政府・与党医療改革協議会がまとめた「医療制度改革大綱」（以下「大綱」という）では、後期高齢者医療制度の運営については、保険料徴収は市町村が行い、財政運営は広域連合とされた。都道府県と市町村が、互いに負担と責任の押し付け合いをした結果、広域連合という妥協の産物が実施主体とされたわけだ。

この「大綱」に沿って、法案作成作業が進められる過程で、療養病床のあり方が大きな議論となった。もともと、高齢者の長期療養のための入院施設である療養病床（従来は療養型病床群と呼ばれていたが、二〇〇二年の医療法改正でこの名称となる）は、医療保険適用の医療型療養病床だけだったが、二〇〇〇年四月の介護保険法施行により、介護保険適用の介護型療養病床（介護療養型医療施設）が創設され、現在は二種類の療養病床が併存している。医療型療養病床は全国に六七二八施設、約二五万床、介護型療養病床は同三七一七施設、約一三万床ある（二〇〇五年度。後述の「療養病床の将来像について」による。その後、介護型を中心に減少が続き、二〇〇六年度には、合計三五万床となっている。図表10参照）。医療型と介護型の違いは、前者が医師の判断で入院が可能で、医師三人、看護・介護職員合わせて、患者五人に対して一人の人員配置であるのに対し、後者は要介護認定を受ける必要があり、医師三人、看護・介護職員合わせて、患者六人に対して一人の人員配置となっている点だ（後者は、おむつ代が給付に含まれる）。しかし、患者の状態や医療の内容にはほとんど違いがないのが現状である。

療養病床の再編成について、厚生労働省内の医療構造改革推進本部で検討が進められ、厚生労働省は療養病床実態調査結果を公表し、世論を誘導しつつ、二〇〇六年度予算編成の最終段階をむかえた二〇〇五年一二月二一日に「療養病床の将来像について」をまとめた。この中で、療養病床は、医療の必要性の高い患者を対象としていくことで、病床数を絞り、医療の必要性の低い患者については、老人保健施設などで対応する方針が打ち出された。そして、二〇一二年三月末までに、介護型（介護療養病床医療施設）については、これを全廃することが、介護保険法の改正を医療制度改革関連法として行う形で決まった。

厚生労働省が、療養病床の削減・廃止という荒療治に踏み切った背景には、最大の圧力団体である日本医師会の発言力低下があった。さすがに、介護型の廃止が議論となった二〇〇五年一二月一八日の社会保障審議会介護給付費分科会では、日本医師会の野中委員が「十数万の入院者の行き場をどうするのか」と猛反発したが、結局、押し切られた。

とはいえ、特別養護老人ホームの建設は抑制される方向にあり、介護療養型医療施設の受け皿とされている老人保健施設や居住系サービスの整備も未知数で、このまま計画どおりに療養病床の削減が進めば、家にも帰れず、行き場を失う「医療難民」が出てくる危惧はぬぐいきれない（第4章参照）。

5 後期高齢者医療制度の実施まで

医療制度改革関連法の成立

二〇〇五年末から二〇〇六年はじめにかけて、「大綱」をもとに法案作成作業が進められた。厚生労働省の前担当課長自らが「その規模の大きさ、内容の深さは昭和三六（一九六一）年の国民皆保険体制の創設に匹敵する」という意味で、「昭和三六年以来の四五年ぶりの医療保険制度の大改革」（栄畑潤『医療保険の構造改革――平成18年改革の軌跡とポイント』法研、二〇〇七年）というだけあって、改革の内容は多岐にわたった。施行時期もいくつにも分かれているため、法案自体が膨大なものとなり、法案作成作業は難渋をきわめた。

ようやくまとめられた改正法案は「健康保険法等の一部を改正する法律案」とされたが、七法律の改正を行うもので、本則だけでも健康保険法、国民健康保険法を、時期をずらしてそれぞれ五回改めるほか、老人保健法、船員保険法、介護保険法、社会保険医療協議会法、地方税法についても時期をずらして二〜四回の改正を行い、これに附則として経過措置やその他の法律の改正が盛り込まれた。本文だけでも四五〇頁余り、法案要綱や参照条文、条文の新旧対照表などを合わせると法案参考資料は一三〇〇頁を超えた。

これに医療法など医療制度に関する五法律の改正案である「良質な医療を提供する体制の確保を図るための医療法の一部を改正する法律」とを合わせて、二〇〇六年二月一〇日、閣議決定ののち同日、第一六四回通常国会に提出された。

国会審議では、民主党は「がん対策基本法」の成立に力を入れ、のちに大きな問題となる後期高齢者医療制度については十分な議論はなされなかった。そして、二〇〇六年五月一七日、自民・公明両党は、衆議院厚生労働委員会で、野党の反発の中、医療制度改革関連法案を採決、両党の賛成多数で可決したが、野党の批判は、後期高齢者医療制度というよりは、高齢者の窓口負担の二割への引き上げに向けられていた。

翌五月一八日、同法案は衆議院本会議で可決、参議院に送られた。参議院でも、後期高齢者医療制度は大きな争点とならず、結局、二〇〇六年六月一四日、二一項目に及ぶ異例の附帯決議を付したうえで、同法案は、参議院本会議で可決・成立し、「健康保険法等の一部を改正する法律」と「良質な医療を提供する体制の確保を図るための医療法の一部を改正する法律」として、六月二一日に公布された（平成一八年法律第八三・八四号。以下、両者を総称し「医療制度改革関連法」という）。

医療制度改革関連法は、二〇〇六年一〇月より順次施行されたが、後期高齢者医療制度の創設などの大きな改正の施行時期は二〇〇八年四月とされた。そのためか、また医療制度改革関連法の膨大で複雑な内容のゆえか、後期高齢者医療制度については、マスコミで取り上げられることはほとんどなく、後期高齢者医療制度の名称すら知られることはなかった。

二〇〇六年の診療報酬改定

この医療制度改革関連法と連動、もしくはその成立を前提として行われた二〇〇六年四月の診療報酬改定（以下「二〇〇六年改定」という）も大きな問題を含むものであった。

診療報酬の改定を審議するのは、中央社会保険医療協議会（以下「中医協」という）で、いわゆる支払側委員（各医療保険者と被保険者、事業主の代表）八名、診療側委員（医師などの代表）八名、公益委員（学識者など）四名で構成されている。そして、二〇〇四年に発覚した日本歯科医師会による歯科診療報酬をめぐる中医協の支払側委員に対する贈収賄事件を契機に、中医協の改革が課題となり、中医協の在り方に関する有識者会議が設置され、同有識者会議は、二〇〇五年七月に、報告書を取りまとめた。その中で、診療報酬改定率については、予算編成過程を通じて内閣が決定することを明記、改定の基本方針についても、厚生労働省の意向に沿いやすい社会保障審議会医療保険部会において決定されることとされた（同年一一月に「平成18年度診療報酬改定の基本方針」が取りまとめられる）。その結果、中医協は、改定率について意見を進言する機関に格下げされ、事実上、改定の審議権を剝奪《はくだつ》された。中医協を軸に、まがりなりにも機能していた診療報酬改定の民主的プロセスが解体されたといってもよい。

かくして、二〇〇五年末の二〇〇六年度予算案の編成過程において、厚生労働大臣と財務大臣とで協議が行われ、診療報酬の本体の改定でマイナス一・三六％、薬価の改定でマイナス一・八％、合計マイナス三・一六％という史上最大のマイナス改定が決定された。医療経済実態調査の結果などを踏まえて二〇〇五年一一月に出された中医協の報告書（診療報酬の引き下げを主張する支払側委員と、引き上げを主張する医療機関など診療側委員の意見が併記されていた）も、ほとんど無視され、史上最大のマイナス改定が決まったのである（その影響については第4章参照）。

具体的な改定内容で問題なのは、リハビリテーションの診療報酬で、従来の集団療法は廃止され、疾病ごとに算定日数に上限が設定されたことである。脳血管疾患は発症や手術から一八〇日、手足の骨折などは同一五〇日とされたが、このリハビリ日数の制限については批判が多く、その後、二〇〇七年四月に異例の再改定が行われ、日数制限は撤回された。しかし、今度は診療報酬の逓減制（日数を経るにしたがって診療報酬が下がっていく仕組み）が導入され、リハビリの継続が事実上難しくなっている（第4章参照）。

しかし、二〇〇六年改定の最大の問題は、慢性期入院医療で、療養病棟入院基本料の評価が引き下げられ、二〇〇六年七月から、医療区分とADL（Activities of Daily Living、日常生活動作）区分にもとづく患者分類を用いた評価が導入されたことであろう。医療区分とADL区分はそれぞれ1から3の三段階に分けられ、一番軽い医療区分1、ADL区分1・2の患者の診療報酬は七六四点と従来の六割程度に引き下げられた（老人保健施設の要介護1の介護報酬七八一単位より低く設定された）。その結果、前述の療養病床の削減・廃止に先行して、医療区分1の患者を中心に療養病床からの追い出しが加速することとなった（第4章参照）。

なお、二〇〇二年の診療報酬改定で導入された入院基本料の特定療養費化は、二〇〇六年七月から廃止され、特定療養費制度は、高度な医療技術や治験中の医薬品の利用など、保険導入のための評価を行う「評価療養」と、いわゆる差額ベッドなど、患者の選択に委ねられ、保険導入を前提としない「選定医療」とに再構成され、保険外併用療養費と名称を変えた。

総括

二〇〇七年に入ると、年金記録問題が国会審議をゆるがすことになる。その最中の同年六月三〇日には、年金記録問題への対応として打ち出された年金給付時効特例法とともに、社会保険庁を廃止・解体六分割し、非公務員型の公法人である日本年金機構を設立（二〇一〇年一月）することを定めた日本年金機構法と国民年金事業改善法（社会保険庁改革二法案）が成立した。

そして、前述のように、年金記録問題が争点となった二〇〇七年七月の参議院選挙で、自民・公明与党は歴史的惨敗を喫し、同年九月に、福田内閣が誕生する（序章参照）。この福田政権が最初に打ち出した高齢者医療制度の見直し案によって、後期高齢者医療制度の名前がようやく知られるようになった。だが、後期高齢者医療制度の問題点に、マスコミや多くの国民が気づきはじめるのは、当事者である高齢者の怒りが表面化しはじめた実施直前の二〇〇八年に入ってからであった。

以上、医療制度改革関連法の成立と後期高齢者医療制度の設立までの経緯を検証してきたが、医療制度改革の主眼はあくまでも、医療費抑制にあり、増えつづける高齢者医療費をどう抑制するかという、いわば財政的見地からのみの改革が進められてきたといえる。政府・厚生労働省や後期高齢者医療制度を支持する論者は、一〇年以上の議論を経て、同制度が導入されたというが、現実には、自治体や各利益団体の責任の押しつけあいと、利害調整に終始し、制度設計についての議論すら、十分なされてこなかったのが現状だ。何よりも、そこでは高齢者の生活状態や負担増へのめくばりはほとんどなされず、高齢者の医療を受ける権利をどう保障するのか、という一番大事な視点が決定的に欠落していた。

序章でみたように、医療制度改革関連法に賛成した自民党国会議員の中には、今になって、こんなひどい制度だったとは知らなかったと言い訳をする議員もいる。しかし、それは議員失格を自ら告白しているようなものだ。国会議員が、法案の内容も知らずに、賛成しているとしたら、それは立法府としての国会が機能不全に陥っていることを意味しているからだ。もっとも、膨大な法案や資料を読み込んだとしても、政令・省令事項が四〇〇以上もある法案では、全体像や問題点をつかむことは至難の業であっただろう。二〇〇八年四月の段階で、実施主体である広域連合の担当職員も、どれだけ後期高齢者医療制度を理解していたか疑問だ。ましてや当事者である後期高齢者に、同制度が理解できなかったのは当然であった。

いずれにせよ、後期高齢者医療制度をはじめとする医療制度改革関連法の目的は、国民皆保険制度を将来にわたり持続可能なものとしていくとされているが（医療制度改革関連法案の「改正趣旨」による）、その実態は、医療費適正化という名目での医療費の徹底した抑制、すなわち給付抑制と自己負担増により（今回は、さらに健康増進義務の強制が加わる）、国民皆保険制度の維持どころか、その解体をもたらすものにほかならない。次章から、この後期高齢者医療制度の内容と問題点を詳しくみていく。

第3章　後期高齢者医療制度のここが問題①——増える負担

前章では、後期高齢者医療制度が導入された背景、その政策意図についてみてきたが、本章と次章では、後期高齢者医療制度の諸問題を検討する。後期高齢者医療制度には、さまざまな問題があるが、大きく分けると、七五歳以上の高齢者の負担が増大すること、その医療が大きく制限されることの二つがある。本章では、保険料負担の問題を中心に、後期高齢者の負担増の問題について考察し、医療の制限の問題については次章で検討する。

1 高齢者の自己負担の増大

高齢者の自己負担増と現役並み所得者の問題

まず、後期高齢者医療制度の創設と並行して行われた高齢者の自己負担（窓口負担や入院費用）の増大の問題がある。

前述のように、二〇〇六年一〇月から、医療保険適用の療養病床に入院している七〇歳以上の高齢者について、食費・居住費などが自己負担となり、二〇〇八年四月からは、六五歳以上の高齢者に拡大されている（第1章参照）。

また、窓口負担も、前述のように、二〇〇六年一〇月より、七〇歳以上の高齢者で、現役並み所得の人については、二割から三割に引き上げられた（第1章参照）。現役並み所得者の所得基準は、課税所得が一四五万円以上で、世帯収入五二〇万円以上（被保険者のみの世帯の場合は三八三万円以上）で、七〇歳以上の高齢者のおよそ一六％が該当するとされている。

後期高齢者医療制度では、被保険者である七五歳以上の後期高齢者の窓口負担は原則一割だが、やはり、被保険者が現役並み所得者の場合は三割とされる。現役並み所得の後期高齢者の給付費については公費負担はなく、後期高齢者の保険料一〇％、現役世代からの支援金九〇％で賄うことになる。つまり、現役世代が、現役並み所得の高齢者の給付費をほとんど負担しなくてはならなくなるわけだ（第5章参照）。

現役並み所得者の所得基準の問題もある。たとえば、夫が七五歳以上で、妻が七〇歳以上七五歳未満の夫婦世帯の場合、従来であれば、夫が収入が三八三万円以上であっても、妻とあわせて五二〇万円未満の収入なら、現役並み所得者とみなされず、二人とも窓口負担は一割で済んだ。しかし、後期高齢者医療制度では、夫は単身者扱いとなり、窓口負担が三割となる（ただし、与党の見直しで、二〇〇九年一月より一割にもどすことに決まっている）。

重度障害者の問題

なお、前述のように、六五歳以上の重度障害をもつ人も、後期高齢者医療制度に任意加入できる（第1章参照）。重度障害者の窓口負担については、各自治体で助成（都道府県と市町村が半分ずつ負担。東京都は単独）があり、大幅に負担が軽減され無料のところが大半であった。しかし、この助成の根拠になっていた老人保健制度が廃止されたとして、助成を廃止し、助成の条件として後期高齢者医療制度への加入を義務づける自治体が出てきた。具体的には、北海道、青森県、山形県、茨城県、栃木県、富山県、愛知県、徳島県、山口県、福岡県の一〇道県だ。

七〇歳未満の重度障害者の場合、助成なしなら窓口負担は三割と大幅な負担増になるため、後期高齢者医療制度へ加入せざるをえない。後期高齢者医療制度への実質的な加入強制は、一人でも被保険者を増やして、保険料負担を軽くしようとする自治体の思惑があるのであろうが、重度障害者にとっては、本来被保険者の年齢でないのに新たに保険料負担が加わるわけだから、三割負担よりましとはいえ負担増には変わりはない。助成は残し、加入強制はやめるべきだろう。

いずれにせよ、こうした負担増は、高齢者の受診抑制を加速させ、お金がなければ十分な医療が受けられないという医療保障の階層化を進展させる。医療保障の階層化は、高齢者の健康格差をさらに拡大させ、低所得の高齢者の医療を受ける権利を侵害することになり大きな問題だ。後期高齢者医療制度では、これにさらに保険料負担が加わる。

2 過酷な保険料負担

後期高齢者全員からの保険料徴収

後期高齢者医療制度の保険料負担の問題をみると、まず、後期高齢者医療の保険料が、どんなに低所得であっても、無収入・無年金であっても、すべての後期高齢者に課される仕組みのため、とくに低所得の高齢者に過酷な負担になっているという問題がある。

前述のように、後期高齢者医療の保険料は、低所得者には保険料軽減の仕組みがあり、政府の見直しにより、最大で九〇％（二〇〇八年度は八五％）の軽減が受けられるものの（第1章参照）、保険料の全額免除はなく、住民税非課税（住民税も課されないような低所得）の高齢者であっても、さらには全く収入がなくても、無年金の高齢者でも均等割の保険料が課され、保険料を負担しなくてはならない。それも死亡するまでずっとだ。

そもそも、全く収入がない高齢者や無年金の高齢者に保険料を課し、徴収することは、ほぼ確実に、その高齢者の最低生活費から保険料を取り立てることを意味する。それは保険料徴収により高齢者の「健康で文化的な最低限度の生活を営む権利」（憲法二五条一項）を侵害することになるのではないか。つまり憲法違反の可能性がある。

日本では最低生活費の基準が明確にはされていないが、毎年、厚生労働大臣が告示している生活保護基準を一応のめやすとすると、地域による違いはあるが、高齢者夫婦で月額一六万円程度である。したがって、これ以下の収入しかない高齢者（世帯）には保険料を課すべきではなく、保険料は全額免除とすべきではないのだろうか。国民の最低生活に必要な生活費には税金や保険料を課してはならないという「最低生活費非課税の原則」は、法治国家であれば当然守るべき最低のルールである。憲法二五条をもち世界第二位の経済大国日本が、こうした最低のルールすらも守れないのはおかしい。

介護保険料では裁判まで提起

無収入・無年金の高齢者であっても、子どもの被扶養になっていても、おかまいなしに被保険者である高齢者全員から保険料を徴収する後期高齢者医療制度の保険料の仕組みは、後述する年金からの天引きという徴収（特別徴収）の方法も含め、介護保険の第一号被保険者（六五歳以上の高齢者）全員に課される介護保険料をモデルとしている。

介護保険料の場合には、国民健康保険料や後期高齢者医療制度の保険料のように、低所得を理由とした法定減免の仕組みがなく、低所得者にはさらに過酷な負担となっている。保険料負担が生じないのは、生活保護受給者（六五歳以上の生活保護受給者も介護保険の第一号被保険者となる）だけだ。ただし、この場合も、保険料免除という形ではなく、介護保険料相当額が生活扶助に上乗せされて支給され、実質的に保険料負担が生じないだけで、生活保護受給者を含め第一号被保険者全員から保険料を徴収する仕組みに変わりはない。後期高齢者医療制度の場合には、前述のように、七五歳以上の生活保護受給者は被保険者から除外されているので、保険料は課されない（第1章参照）。

こうした介護保険料の設定の仕組みは、現在の高齢者の生活実態を無視しており、当然のことながら、強い批判や反発が出た。高齢者の反発は、大阪府や福岡県では、いわゆる「高齢者一揆の会」による集団審査請求の運動に発展し、大阪府と北海道では、介護保険料の賦課徴収は、憲法一四条（平等原則）、二五条に違反すると主張する行政訴訟や国家賠償訴訟（以下「介護保険料訴訟」と総称）が提起された。

具体的には、旭川市介護保険条例事件旭川地裁判決（二〇〇二年五月二四日）と同控訴審札幌高裁判決（二〇〇二年一一月二八日）、堺市介護保険条例事件大阪地裁判決（二〇〇五年六月二八日）と同控訴審大阪高裁判決（二〇〇六年五月一一日）、泉大津市介護保険条例事件大阪地裁判決（二〇〇五年六月二八日）と同控訴審大阪高裁判決（二〇〇六年七月二〇

日）であり、また、旭川市介護保険条例事件と同一人により提訴された、国家賠償請求訴訟については、最高裁判決が出ている（二〇〇六年三月二八日）。

泉大津市介護保険条例事件については、筆者もかかわり、大阪地裁に対して意見書を提出した（二〇〇四年四月。詳しくは、伊藤周平「介護保険料賦課決定処分取消訴訟・大阪地裁への意見書／その1」『賃金と社会保障』一三六九号、「同その2」『賃金と社会保障』一三七〇号をそれぞれ参照）。しかし、いずれの訴訟でも、原告の請求を棄却する判決が確定した。とくに、最高裁判決により、介護保険料については、特別徴収という保険料徴収の方法も含め、低所得者への賦課徴収も憲法一四条・二五条に違反するものではないとする判例がほぼ確立したといえる。そのため、後期高齢者医療保険料について同様の訴訟が提起されたとしても、介護保険料訴訟と同様、憲法一四条・二五条に違反しないとする判決が出され、原告敗訴となる可能性がきわめて高い。

ただし、最高裁判決では、いくつか検討されていない論点があり、また、判決後の二〇〇六年一〇月より、後述のように、同判決の趣旨と矛盾する障害年金や遺族年金からの介護保険料の天引きがはじまっており、すべての論点で決着がついているわけではない。

高齢者には資産がある?

そもそも、通常の生活感覚からして、全く収入がない高齢者や無年金の高齢者から保険料を徴収することが、なぜ憲法二五条違反にならないのか素朴な疑問がわく。

この点について、たとえば、先の旭川市介護保険料訴訟札幌高裁判決は「第一号被保険者の収入源は年金だけ」ではなく「老齢退職年金給付が、それだけで自己完結的に生活保護の水準を上回ることを目的とした給付ではない」とし、泉大津市介護保険料訴訟大阪地裁・高裁判決も「個々の国民の生活水準は、現在の収入のみによって決まるものではなく、これまで蓄積した資産等によっても大きく左右される」として、低所得者への介護保険料の賦課徴収は憲法違反でないとしている。

国民健康保険料についても、旭川市国民健康保険料訴訟に対する旭川地裁判決（二〇〇〇年一二月一九日）は、恒常的な生活困窮者には生活保護による医療扶助が保障されていること、保険料の減額制度が存在していることなどを理由に、住民税非課税世帯の原告に国民健康保険料を全額免除しなくても、憲法一四条、二五条に違反しないとし、原告の請求を棄却している。厚生労働省の解釈（行政解釈）もほぼ同様である。というより、これらの判決も、いずれも被告側の主張（厚生労働省の解釈そのもの）をほぼ引用したものだ。

裁判所の判決、すなわち厚生労働省の解釈（行政解釈）を要約すれば、つまりは高齢者は、年金収入がなくても、資産や預貯金があるから、それを保険料の支払いに充てればよい、資産や預貯金がない高齢者は、保険料負担が生じない生活保護を受ければよい、ということだ。行政解釈では、後期高齢者医療保険料についても、同様の論拠で、憲法違反ではないとされている。しかし、これは、あまりに現在の高齢者の生活実態と生活保護の現状を無視し、高齢者の自尊心を踏みにじる考え方といわねばならない。

高齢者の生活実態と生活保護の現状

介護保険の第一号被保険者に該当する六五歳以上の高齢者の生活実態をみると、同世帯の年間平均所得額は三三五万円で、一〇〇万〜二〇〇万円の層が二五％を占め、国民年金受給者の平均受給額も月五万円程度にすぎない（唐鎌直義『日本の高齢者は本当にゆたかか』萌文社、二〇〇二年）。収入が年金のみの高齢者世帯は六割以上で、生活保護世帯に占める高齢者世帯の割合も四三・五％にのぼっている（二〇〇五年。厚生労働省「社会福祉行政業務報告」による）。これは六五歳以上の高齢者の話であり、七五歳以上の後期高齢者、とりわけ女性の場合は、もっと低い年金や収入で生活している人が多い。

では、憲法二五条にいう「健康で文化的な最低限度の生活」を保障する最後のセーフティネットたる生活保護の現状はどうか。生活保護の受給世帯・人員は、貧困の拡大や自己破産の急増などにより、右肩上がりで増大しており、二〇〇八年三月現在の速報値（概

図表13　生活保護の受給世帯・実人員・保護率の推移

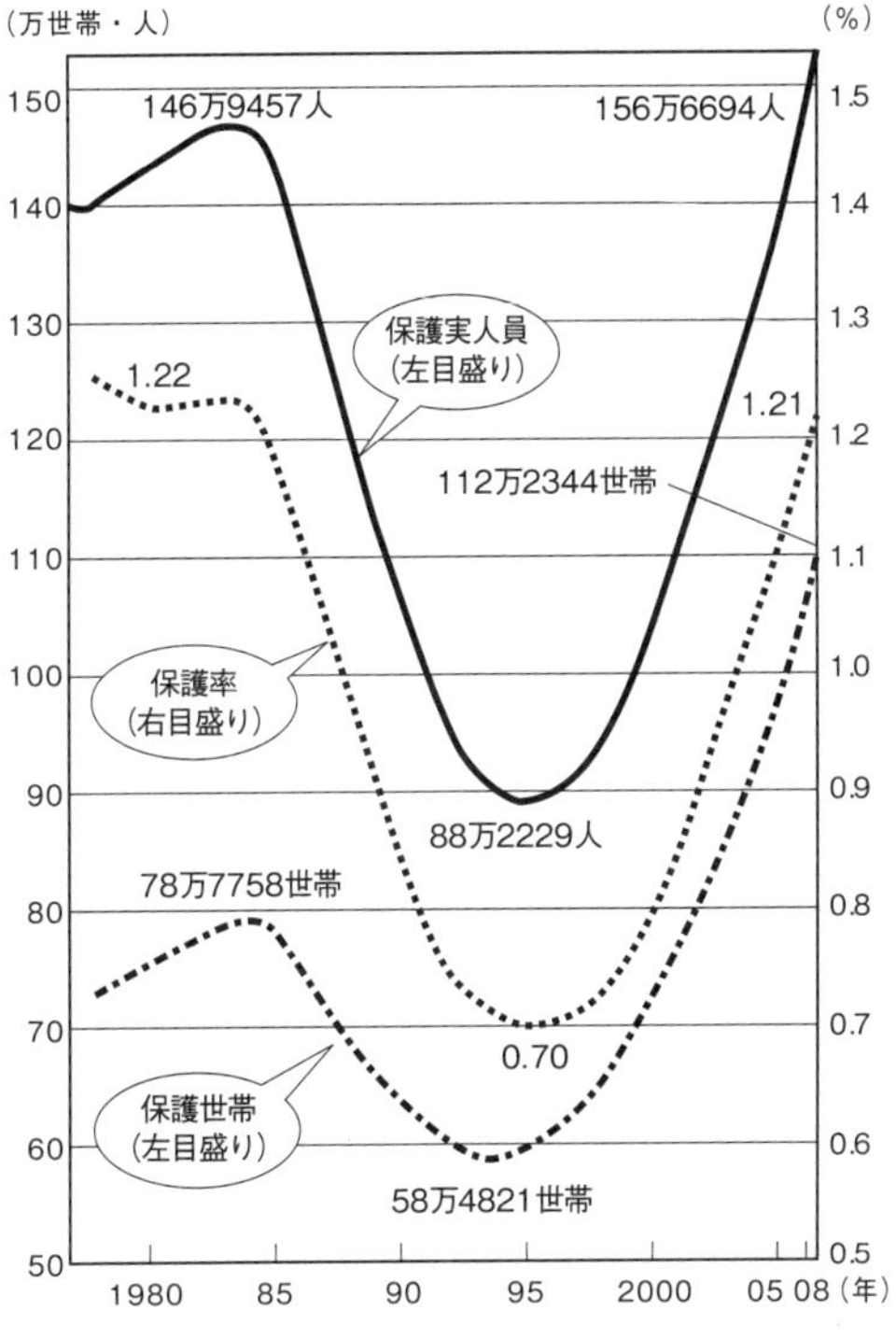

（注）　各年度は平均値。ただし、08年は速報値（2008年３月分）
（出所）厚生労働省『福祉行政報告例』（各年版）により筆者作成

数）で、保護実人員数一五六万六六九四人、保護世帯数一一二万二三四四世帯となっている（厚生労働省「福祉行政報告例」二〇〇八年六月。図表13）。高齢化による単身世帯や高齢者夫婦世帯など少人数世帯の急増で、保護世帯数は過去最高水準となっており、また、保護世帯のうち働いている世帯（稼働世帯）は一割強にすぎず、大半の世帯が働いて収入を得ること（つまり経済的自立）が難しく、保護期間が長期化している。

一方で、日本の生活保護受給の条件は、諸外国に比べて厳しく、生活に困っても、それが生活保護受給に直結しにくい現状がある。しかも、生活保護の申請窓口では、いわゆる「水際作戦」といって、申請書を渡さない、申請を取り下げさせる、さらに、近年では受給者に対して保護の辞退を強要する（俗に「硫黄島作戦」ともいわれる）などの違法な運用が行われていることが多く、北九州市では、餓死者まで出ている。

その結果か原因かは不明だが（おそらく双方と思われる）、日本では、生活保護の申請自体を恥だと嫌がる人が多い。生活保護の捕捉率（生活保護基準以下の生活状態にある人で、現実に生活保護を受給している人の割合）については、政府の公式統計はないが、さまざまな調査から、二割程度と推計されている。つまり、日本では、生活保護基準以下の生活状態にありながら、生活保護を申請・受給していない人が多数存在しているのである。当然、後期高齢者にもそうした人は多数存在する。いや高齢者ほど「生活保護の世話になるくらいなら死んだほうがまし」とかたくなに生活保護受給を拒む人が少なくない。

「資産・生活保護があるから」論の問題点

以上のような高齢者の生活実態と生活保護の現状をみるかぎり、後期高齢者医療保険料のように、被保険者である高齢者全員から保険料を徴収する仕組みをとった場合、生活保護を申請・受給していないが、十分な資産を有せず、現実に生活保護基準以下の生活状態の（もしくは保険料を徴収されれば、生活保護基準以下の生活状態になることが確実な）高齢者にまで保険料が課され徴収されること、その結果、その高齢者の「健康で文化的な最低限度の生活を営む権利」、つまり憲法で保障されている生存権の侵害が生じることは、保険料設定の段階で容易に想定できるし、現実にそうした事態が生じている。

しかも、後期高齢者医療制度の保険料の設定をみると、国民健康保険料のように、資産割はなく、資産の存在を考慮した保険料設定になっていない。にもかかわらず、収入や所得がなくても資産があるから保険料を払えというのでは法的一貫性に欠ける。そもそも、高齢者に限って、貯蓄を有しているからという理由で保険料を徴収するような制度は、憲法一四条の平等原則に反する。もっとも、かりに、すべての世代を対象に、そうした制度をつくったとすれば、誰も銀行預金など利用しなくなるだろう。

また、生活保護法があるから、後期高齢者医療保険料を課し、生活保護基準以下の高齢者の「健康で文化的な最低限度の生活」を侵害してもよいという論理は、形式論としても成り立ちえない。個人の尊重と幸福追求権を定めた憲法一三条の趣旨からも、生活保護基準以下の生活状態であっても、生活保護を受給せずに生活を営もうとする高齢者の自己決定は最大限尊重されるべきだからだ。憲法二五条や一三条の趣旨からすれば、個人の生活の前提となる経済的基盤を国家が侵害することは許されず、生活保護を受給せずに、生活保護基準以下の生活をしている人に対しては（そうであればなおさら）、少なくとも、その生活の経済的基盤を脅かすような立法や処分をしてはならない義務が国会や行政機関にはある。何より、最低生活費にまで保険料を課し、その結果、生活に困窮し生活保護を申請・受給せざるをえなくなる人を増やすことは、政策的にみても適切とはいえない。

3 年金からの保険料の天引きの問題

年金天引きへの高齢者の反発

つぎに、これも高齢者から反発を招いている年金からの保険料天引きの問題がある。

前述のように、後期高齢者医療保険料は、月額一万五〇〇〇円（年額一八万円）以上の年金受給者の場合は、年金からの天引きとなる（特別徴収）。これは介護保険料の基準と同じで、後期高齢者医療保険料と介護保険料を合計した保険料額が年金から天引きされている。年金に後期高齢者医療制度用と介護保険制度用の二つがあるわけでもなく、懐は一つだから、両者の保険料負担は高齢者にとって相当重いものとなっている。

そもそも、年金からの保険料天引きは、実質的な年金給付の削減だ。高齢者の重要な生活の糧たる年金が保険料天引きによって削減されるわけだから、その影響は、とくに低年金の高齢者ほど大きい。前述のように、生活必需品を中心に物価の値上がりがつづくなか、とくに月額四万〜五万円の国民年金だけで生活している高齢者の生活は窮地に立たされている（序章参照）。保険料の天引きがはじまり食事や通院回数を減らす高齢者も出てきており、医療を保障するはずの制度が医療を制約するという本末転倒の事態が生じている。

何よりも、年金記録の照合を二〇〇八年三月末までに完了するという政府公約が守られなかったのだから（しかも、その後、厚生年金保険の記録についても入力ミスがみつかり、推計で五六〇万件の受給漏れの可能性が出てきた）、少なくとも、その公約が達成されるまで年金からの保険料天引きは凍結するのが筋だろう。

空気が読めない（俗に「ＫＹ」といわれる）福田前首相は、後期高齢者医療保険料の年金からの天引きに対する高齢者の反発について「保険料を支払いに行く手間が省けてよかったでしょう」と発言し、高齢者の怒りを増幅させた。天引きされる高齢者の不安や現在の高齢者の厳しい生活実態に全く配慮がない発言だったからだ。

もっとも、この発言は、厚生労働省の見解をなぞっただけで、厚生労働省が二億五〇〇〇万円もの税金を投入して作成した新聞折り込み広告（三六〇〇万部）でも、同様のことが書かれている。おそらく、厚生労働省としては、すでに介護保険料で年金天引きを行っており、後述のように、それを合憲とする最高裁判決まで出ているのだから、これほど高齢者の反発が出るとは、予想していなかったと思われる。

しかし、後期高齢者医療保険料は、介護保険料と比べて高額であり、介護保険料の徴収がはじまった八年前に比べ、小泉政権下での構造改革により、年金生活者の生活は格段に苦しくなっている。また、後述のように、二〇〇四年の年金制度改革によりマクロ経済スライド制度が導入されたため、現在の年金受給者についても、年金給付額が引き下げられている。つまり支給される年金は減りつづけているのだ（第6章参照）。何よりも、年金記録問題で年金制度に対する不信が頂点に達していた時期だけに、高額の後期高齢者医療保険料の年金からの天引きは、高齢者の逆鱗《げきりん》にふれた。マスコミや民主党などの政党も、介護保険の時と異なり、大々的に天引き反対のキャンペーンをはった。その意味で、厚生労働省は、状況認識を完全に見誤ったといえる。

年金からの天引きは憲法違反か?

こうした有無を言わさぬ年金からの保険料の天引き、とくに月額一万五〇〇〇円という、わずかの年金からの保険料天引きについては、前述の介護保険料訴訟でも、憲法違反かが争点となったが、いずれの判決も、被告の側の主張(厚生労働省の行政解釈)を全面的に認め(これも、ほぼそのまま引用し)、介護保険料の特別徴収(年金天引き)制度は憲法一四条・二五条には違反しないと判示している。先の最高裁判決も、堀木訴訟最高裁大法廷判決(一九八二年七月七日。児童扶養手当と障害福祉年金がともに受給できないことが憲法違反でないとされた事例で、最高裁が憲法二五条違反でないという場合に必ずといっていいほど引用される判例)、所得税源泉徴収制度最高裁大法廷判決(一九六二年二月二八日)などを引用しながら、特別徴収制度が、著しく合理性を欠くということはできず、経済的弱者を合理的な理由なく差別したものではないとし、憲法一四条・二五条に違反しないとしている。

確かに、所得税の源泉徴収が合憲であることは、所得税源泉徴収制度判決により肯定されており、老齢年金などの公的年金も、総所得金額の計算においては、雑所得として取り扱われ、所得税などの課税対象とされている。しかし、公的年金は、その性質から大幅な控除がなされており、少なくとも生活保護基準にあたるような最低生活費には課税されない。これに対し、介護保険料や後期高齢者医療保険料の場合は、こうした控除なしに生活保護基準をはるかに下回る月額一万五〇〇〇円の年金給付からも特別徴収する仕組みである。

先の介護保険料訴訟判決は、特別徴収制度は介護保険料の確実かつ効率的な徴収といった保険料徴収の利便性をはかる趣旨で導入されたもので合理的としているが、この保険料徴収の利便性という理由、つまり行政側の都合で、高齢者にとって老後の生活の糧である年金からの強制天引きという（源泉徴収という意味では、強制性はかなり強くなる）特別徴収の方法を正当化することはできないと思われる。

さすがに、最高裁判決は、そのことを認識してか、保険料徴収の利便性に加えて、次のような合憲の論拠を挙げている（もっとも、これらの論拠も被告側の主張をほぼ引用したものだが）。すなわち、①介護保険の第一号被保険者の保険料は、高齢者の「日常生活の基礎的な経費」に相当すること、②一定額を下回る老齢年金給付を特別徴収の対象としていないこと、③特別徴収の対象は、公租公課の禁止規定（国民年金法二五条など）の趣旨に配慮して、老齢基礎年金およびこれに相当する年金とされていること、の三つである。

介護保険料は「日常生活の基礎的な経費」か？

このうち、①の論拠は詭弁にすぎない。高齢者の「日常生活の基礎的な経費」とは、高齢者が日常生活のために費消する、食費などの生活費の意味で使われていると考えられるが、年金から天引きで徴収される介護保険料は、そもそも、高齢者の手元に行き渡らないのだから、日常の生活費としては費消されようがない。そうすると、最高裁判決の「介護保険の第一号被保険者の保険料は、高齢期の要介護リスクに備えるために高齢者に課せられるもの」という箇所から、「日常生活の基礎的な経費」とは、強制徴収された保険料が、あたかも預貯金のようにプールされて、高齢者が要介護状態になった時に保険給付として還元されるという意味と解するしかない。

しかし、高齢者が要介護状態にならずに、介護保険の給付を受けなかった場合でも（そうした高齢者は、介護保険では八割近くにのぼる）、さらには、サービスの不足や利用者負担のために保険給付を受けられなかった場合でも、徴収された保険料が返還されるわけではない。使えないお金を「日常生活の基礎的な経費」というのは詭弁だろう。

そもそも、日常生活費のうち何を「基礎的な経費」として、それをどのように使うかの判断は、本来、高齢者本人が決めるべきで、それを、本人の同意もないまま国が勝手に決めてよいものだろうか。国が勝手に決めていいのなら、特別徴収の対象や範囲は、国の判断しだいで、いくらでも拡大されていくことになる。

実際に、前述のように、年金天引きの対象となる年金は障害年金・遺族年金へ拡大され、後期高齢者医療保険料も、国民健康保険料も年金から天引きされるようになり、二〇〇九年一〇月からは住民税も年金から天引きとなる。高齢者の日常生活費として手元に残るお金はますます少なくなるばかりだ。

年金すべてが保険料として天引きされる事態も！

また、②の論拠については、基準となる一定額が低すぎるという問題がある。介護保険料では、特別徴収の対象となる年金基準額は年額一八万円とされ、後期高齢者医療の保険料にも、この基準額がそのまま適用されている。もともと、介護保険法案が審議されていた一九九六年当時、この基準額は年額三六万円とされていた（この基準額だと、第一号被保険者の約七割をカバー）。しかし、保険者である市町村の側から徴収の効率化についての強い要望があり、最終的に、第一号被保険者の約八割をカバーする年額一八万円に引き下げられた経緯がある。こうした経緯をみても、この基準額が、高齢者の生活実態を無視して、保険料徴収の利便性、もしくは確実性の観点からのみ設定されたことがわかる。

さらに、前述のように、後期高齢者医療の保険料と介護保険料を合わせた額が、年金受給額の二分の一以上を超える場合には、後期高齢者医療保険料については年金天引きとしない（普通徴収とする）措置がとられるものの、介護保険料は特別徴収されるため、月額一万五〇〇〇円を基準とした場合、介護保険料の引き上げがつづき、年金給付すべてが保険料として天引きされ、支給されないという事態も現実に想定される。「日常生活の基礎的な経費」という理由で、年金すべてが保険料として天引きされる事態は、どう考えても、公的年金制度の趣旨に反する憲法違反であろう。

個人の自由な意思決定にもとづく契約の場合にも、債務者の最低生活を侵害する形で、債権者の要求を充足することは想定されていない。民事執行法では、(i)債務者などの生活に不可欠な衣服、寝具、家具、台所用具、畳・建具、(ii)債務者などの一ヵ月分の生活に必要な食費及び燃料、(iii)標準的な世帯の二ヵ月間の必要生計費を勘案して政令で定める額（民事執行法施行令により二一万円とされている）の金銭などの差押禁止動産を列挙している。契約上ですら債権の実現のために、債務者の最低生活保障を侵害すること、ましてやそのことに国家が手を貸すことは禁じられているのである。

社会保険料についても、保険料滞納の場合の強制執行は国税徴収法にもとづいて行われるが、国税徴収法でも同様の配慮がなされており、最低限度の生活は保障される仕組みとなっている。しかし、特別徴収の場合には、保険料の年金からの天引きによって、現実に高齢者の最低限度の生活が侵害される事態が生じても、何の配慮もない。高齢者の同意もなしに、何ら弁明の機会を与えることなく、強制徴収される。少なくとも、生活保護基準以下の年金額の高齢者から特別徴収を行う場合には、行政手続法に類似した弁明の機会を、高齢者に与えるなどの手続きを踏むべきであろう。

障害年金・遺族年金からの保険料天引きの問題

そして、障害年金・遺族年金からの介護保険料の天引きが行われるようになり、後期高齢者医療保険料でもこの仕組みが継承されていることから、③の論拠は完全に意味を失っている。

老後の生活費保障のための制度である公的年金制度は、その趣旨から受給権保護規定が置かれ、給付として支給を受けた金銭への公租公課が禁止されている（国民年金法二五条、厚生年金保険法四一条参照）。年金給付に課税などを行うと、給付を行った意味がなくなるという理由からの規定であり、この「公租」には、税のほかに介護保険料などの社会保険料も含まれると解されている。ただ、老齢厚生年金と老齢基礎年金および付加年金については、前述の国民年金法二五条のただし書きなどで、それぞれ公租公課禁止の対象から除外されているため、介護保険料の特別徴収が可能という解釈がとられてきた。

しかし、二〇〇五年の介護保険法の改正により、前述のように、二〇〇六年四月から、特別徴収の対象が遺族年金や障害年金にも拡大された。同改正は、公租公課禁止の対象となっている障害年金や遺族年金をも特別徴収の対象とする点で、明らかに国民年金法二五条などの規定に違反している。筆者は、この点を、二〇〇五年六月七日、介護保険法改正法案の審議が行われていた参議院厚生労働委員会に、参考人として出席した際に指摘したが、厚生労働省からは、いまだ納得のいく説明はなされていない。国民年金法二五条などの規定は残されており、いわば違法な特別徴収がつづいているといえる。

「司法の病は深い」

何よりも、介護保険料は「日常生活の基礎的な経費」という詭弁的主張にも何ら検証を加えることなく、厚生労働省の行政解釈をほぼそのまま丸写ししたような判決を出す裁判官の生活感覚の欠如は大きな問題だ。もっとも、裁判官も、社会保障法には不慣れで、行政機関に比べ専門的知識も十分もち合わせていないため（社会保障関係の訴訟が増えているにもかかわらず、「社会保障法」は新司法試験の受験選択科目ですらない）、判断に自信がもてないのだろう。だから、国会や行政機関の判断に任せ（法律用語として、しばしば「立法裁量」や「行政裁量」という言葉が使われる）、自らは判断はせず、責任のがれをしているのかもしれない。

しかし、それでは、憲法二五条違反が明らかな介護保険料や後期高齢者医療保険料の賦課・徴収に苦しんでいる高齢者は救われない。とくに最高裁判所は「憲法の番人」と呼ばれている。違憲審査や憲法判断を放棄して、高齢者の権利侵害を放置してよいのであろうか。前述の筆者がかかわった泉大津市介護保険条例事件大阪地裁判決後に、担当した弁護士から筆者に届いた手紙には「判断すべきところを立法裁量だとか、行政裁量に委ねてしまう司法の現況にはいささか呆れ、今更ながら病の深さを想わざるをえません」と書かれてあった（二〇〇五年六月三〇日付け）。まさに現在の日本の司法の病は深いというほかない。

イギリスやドイツでは、社会保障事件の裁判所・審判所が設置されており、相当数の専門裁判官・審判官が審理にあたるなど、専門性と第三者性を確保しながら簡易・迅速な事件の解決をはかるための基盤整備がなされている。日本でも、理想的には、社会保障事件を専門に審理する裁判所の設置が望ましいが、当面は、専門裁判官の育成や研修制度の拡充が必要であろう。さらにいえば、介護保険料訴訟のような行政訴訟事件にこそ、一般市民の生活感覚による判断が生かされるべきという意味で、裁判員制度を導入すべきだ。

もっとも、司法救済の道が完全にとざされているわけでもない。預貯金も資産もなく、生活保護基準以下の生活状態にあることが確実な高齢者が原告となり、年金からの保険料天引きで、最低限度の生活を営めないことを証明したならば、その高齢者の賦課徴収処分を違憲とすることもできるからだ（これは「適用違憲」といわれる手法である）。その場合、裁判所は、保険料の賦課徴収処分の取消しと保険料の返還を命ずればよい。

年金からの天引きについては、保険料賦課徴収処分の不服申立てや取消訴訟だけでなく、差止め訴訟も提起することが可能だ。保険料を天引きされたら本当に暮らしていけない場合には、訴訟提起とともに、賦課徴収処分の執行停止や仮の差止めを裁判所に申し立てて、天引き自体を停止させる方法もある。ただし、現実問題として、そうした生活状態にある高齢者が、生活保護の申請・受給もせず、費用や時間のかかる訴訟を提起することは困難で、集団訴訟などの組織化が必要であろう（第６章参照）。

4　低所得者ほど重い保険料負担と引き上げられていく保険料

逆進性の強い保険料負担

さらに、後期高齢者医療の保険料は、低所得者ほど負担が重いなど、逆進性の強い保険料負担となっているうえに、将来的に引き上げられていくという問題がある。

第一回目の保険料天引きがはじまった二〇〇八年四月一五日、国民健康保険から後期高齢者医療制度に移行した高齢者の保険料負担について、舛添厚生労働大臣は「七〜八割の人は保険料が安くなる」と発言した。しかし、この発言の根拠となった厚生労働省の試算では、土地や家屋をもつ人だけにかかる「資産割」を含んだ高い国民健康保険料を全国平均のモデルにしており（資産割のかかる世帯は、国民健康保険の加入世帯の三割以下と推計）、実態を反映していないことが、共産党の小池晃参議院議員の追及などで明らかになった。

あわてた厚生労働省は、五月一五日になってから、全市町村に対して保険料の増減に関する調査を指示、実施した。しかし、厚生労働省が示した調査方法も、モデル世帯の対象者数が不明なうえに、またも「資産割」が含まれ最も国民健康保険料が高くなる方式を用いて、後期高齢者医療保険料との比較を行うものだった。資産割額は一世帯年額一万八九七三円として計算され、すべての後期高齢者が実際には払っていない二万円近くの高い国民健康保険料を払ったこととして計算されるために、新制度の保険料と比べると「負担減」と出る可能性が大きいことが指摘されていた（『サンデー毎日』二〇〇八年六月一五日号）。

案の定というか、厚生労働省の思惑どおりというか、厚生労働省が六月四日に発表した市町村の調査結果の集計では、負担増となった世帯の割合は、全体の三一％にとどまった。

自己に都合のいい調査を行い、都合のいいデータしか公表しない厚生労働省の手法は、薬害問題や年金記録問題で明らかだが、またも同じことが繰り返されたわけだ。国民の不信は高まるばかりだ。

それでも、この調査で、収入が高いほど負担増の割合世帯が減り、逆に年金収入が年額一七七万円未満の低所得世帯ほど、保険料負担が増えた割合が高くなっていることが明らかになった。前述のように、後期高齢者医療保険料の賦課上限は年額五〇万円と、国民健康保険料の賦課上限に比べて六万円も引き下げられているわけだから、夫婦世帯での負担は別として、国民健康保険に加入していた高所得者は、年六万円も保険料が安くなったわけだ。国の公益法人の理事など、いわゆる「天下り官僚」で、高所得の後期高齢者に至っては、それまで加入していた政管健保の保険料の上限は年五九万円であったため、年額で最大九万円も保険料が安くなっているという（『サンデー毎日』二〇〇八年六月八日号）。後期高齢者医療の保険料負担は、高所得者には軽く、低所得者には重い、逆進性が強い仕組みといえる。

さらに、前述のように、後期高齢者医療の保険料は個人単位で課されるのに、普通徴収の場合、世帯主や配偶者の一方に保険料の連帯納付義務が課せられるのはおかしい。こうした矛盾は、世帯収入が低い世帯の方が、世帯収入の高い世帯より、保険料が高くなるなどの、逆転現象を生みだしている。

個人単位で保険料を課すのであれば、資産割がない以上、無収入の高齢者には保険料は賦課できないはずだし、世帯単位で保険料を徴収するのであれば、世帯の合計収入による保険料計算が必要になるはずである。さらに付け加えれば、子どもの扶養になっていた高齢者が、後期高齢者医療制度に移行すると、その高齢者の保険料は、子どもの保険料にカウントできないため、子どもが社会保険料控除が受けられず、所得税が増税となる、いわゆる「隠れ増税」の事例も出てきている。

引き上げられていく保険料

政府・与党は、前述のように、後期高齢者医療保険料について、低所得者に対する軽減措置を行ったので、保険料負担の逆進性の問題は緩和されているというが、後期高齢者医療保険料は二年ごとに見直され引き上げられていく。高齢化が進み、医療を必要とする高齢者も増えるから、二年ごとの見直しとは、すなわち二年ごとの引き上げを意味する。

二〇〇八年度の後期高齢者医療保険料の一人あたりの保険料額は、全国平均で年間六万一〇〇〇円だが（図表8参照）、厚生労働省の試算では、七年後の二〇一五年度には、これが八万五〇〇〇円（三九％増）になるとされている。この間の七五歳以上の人口の伸びが二四％だから、保険料の伸びが大きく上回る計算になる。東京都広域連合の素案でも、四年後の二〇一二年には、一人あたり年間平均三万円の引き上げを試算している。後期高齢者は死亡するまで保険料を払いつづけなければならず、保険料が引き上げられていくことは、将来に対する不安をますます増幅させる。高齢者にとっては、まさに真綿で首をしめられているような感覚だろう。「高齢者は早く死ねということか！」という怒りが出るのも当然だ。

しかも、後期高齢者の保険料負担の割合（現時点では一〇％）は、後期高齢者（七五歳以上の高齢者）数の増大によって（確実に増大するが）、引き上げられる仕組みとなっている。現時点の一〇％が、七年後の二〇一五年度には一〇・八％、二〇二五年度には一二・五％程度になると試算されており、それだけ高齢者の保険料負担は増大するわけだ。政府・与党の行った保険料の軽減措置など、保険料引き上げの前にふっとんでしまう。しかも、こうした軽減措置は、一時的なもので、衆議院選挙の結果しだいでは、ほどなく元の負担にもどされる可能性もある。

実際に、後期高齢者医療保険制度のモデルであった介護保険制度でも、介護保険料の引き上げがつづいている。介護保険の第一号被保険者の保険料は、保険者である市町村ごとに異なり、各市町村の介護保険事業計画にともなって三年ごとに改定される。そして、この間の給付費の増大を反映して、直近の二〇〇六年の改定では、九二%の市町村が保険料を引き上げ、引き上げ幅も、全国平均（加重平均）で二四%（月額平均四〇九〇円。二〇〇六年四月時点）となっている。月額四〇〇〇円を超える市町村の割合も三七%と、前回二〇〇三年の改定（七%）の五倍以上となり、このまま推移すれば、厚生労働省のごく粗い試算によると、次々回改定時の二〇一二年には、全国平均で月額六〇〇〇円になるとされている。後期高齢者医療保険料の場合、その額は介護保険料額を大きく上回っており、平均で月額一万円を超す保険料額となるのも時間の問題だ。

高齢者は負担をいやがっているのではない。後期高齢者医療制度の保険料が、低所得の高齢者からむしり取るがごとき不公平な負担になっているから怒っているのである。空前の利益をあげている大企業や高所得者には減税を行い、防衛省や国土交通省などで露見した税金の無駄使いには何らメスを入れない一方で、わずかな年金でつつましく暮らしている高齢者を狙い撃ちにして負担を押しつけているから怒っているのである。政府・与党、そして厚生労働省には、どうもこのことが理解されていないらしい。

無責任体制としての広域連合

保険料の引き上げと関連して、後期高齢者医療制度の実施主体である広域連合の問題もある。

前述したように、後期高齢者医療制度の実施主体については、市町村と都道府県がいずれも保険者になることに難色を示し、妥協の産物として、各市町村が参加する広域連合に落ち着いた経緯がある（第2章参照）。そのため、保険料の決定や財政運営において、被保険者の意見が十分反映されない非民主的な制度運営や無責任体制となってしまう可能性が高い。そもそも、広域連合の議員は間接選挙のうえに、議員の中に後期高齢者医療制度の被保険者である七五歳以上の議員が何人いるだろうか。

とくに保険料設定については、広域連合議会で決めるが、保険料徴収は市町村で行うため、現場の実態を無視して機械的に高い保険料が設定されていくことも考えられる。すでに、介護保険の広域連合においても、保険料決定などへの住民参加が形骸化し、財政運営についても見込み違いから、保険料が高騰している事例が出てきている。たとえば、鳴り物入りで設立された福岡県介護保険広域連合では、市町村間の保険料格差が解消できるという設立当初の宣伝とは逆に、介護保険法施行当初から赤字がつづき、二〇〇五年には、広域連合内の地域を三区分し、三グループごとに異なる保険料を設定せざるをえなくなった（このうち、Aグループは、月額六四五六円と、介護保険料が全国一高くなっている）。

しかも、保険料徴収などの新しいシステム開発に三六六億円の開発費がついやされている。当初想定されていた予算の二倍近い額で、これらはすべて税金だ。にもかかわらず、前述のように、徴収ミスが相次いでおり、それだけ複雑すぎる制度なのである（序章参照）。

何よりも、後期高齢者医療制度では、後期高齢者の保険料を引き下げようとすれば、広域連合が医療費の抑制に取り組むしかない仕組みとなっている。そのうえ、広域連合は独自財源をもたないので、国民健康保険料のように、一般財源を投入して、保険料の引き上げを抑えることも容易にはできない（というより、基本的にできない仕組みだ）。

5 保険料滞納者へのペナルティ

国民健康保険における資格証明書の交付状況

もう一つ、保険料負担の問題と関連して、保険料を滞納した後期高齢者に対する資格証明書交付の問題がある。

資格証明書の交付は、これまで国民健康保険制度で実施されてきた。前述のように、市町村国民健康保険の加入者には低所得者や無職者が多く、リストラなどで被用者保険から国民健康保険に移る人が急増している（二〇〇〇年三月末の加入者数約四六五八万人が、二〇〇五年三月末には同五一五八万人と、五年間で五〇〇万人増大している）。とくに、近年の高齢化の進展にともない、加入者に月額数万円以下の国民年金受給者や無年金の高齢者が増え、世帯主が無職の加入世帯が全体の五三・八％と、半数以上にのぼっている（二〇〇六年）。

しかも、国民健康保険料の減免制度が不備で、これに市町村国民健康保険財政の逼迫が加わり、保険料を引き上げる市町村が相次いでいる。日本共産党が全国の自治体を調査したところ、大阪府守口市では、年間所得二〇〇万円の四人家族で、国民健康保険料年額は四二万九五一〇円になるという。年間所得二〇〇万円といえば、生活保護基準以下のいわゆるワーキングプア層であるが、こうした低所得世帯に、収入の二割以上にものぼる保険料が課されているのである。保険料の引き上げは、保険料の滞納世帯の増加をもたらし、いまや滞納世帯は約四八〇万世帯と、加入世帯の二割近くを占めるに至っている（二〇〇六年）。前述のように、多くの市町村国民健康保険が、保険料滞納者の増大→保険財政の逼迫→保険料の引き上げ→保険料滞納者の増大という悪循環に陥っているのだ（第2章参照）。

保険料の収納率の低下にともない、一九八六年に国民健康保険法の改正で、一九八七年

図表14　国民健康保険の保険料滞納世帯等の推移

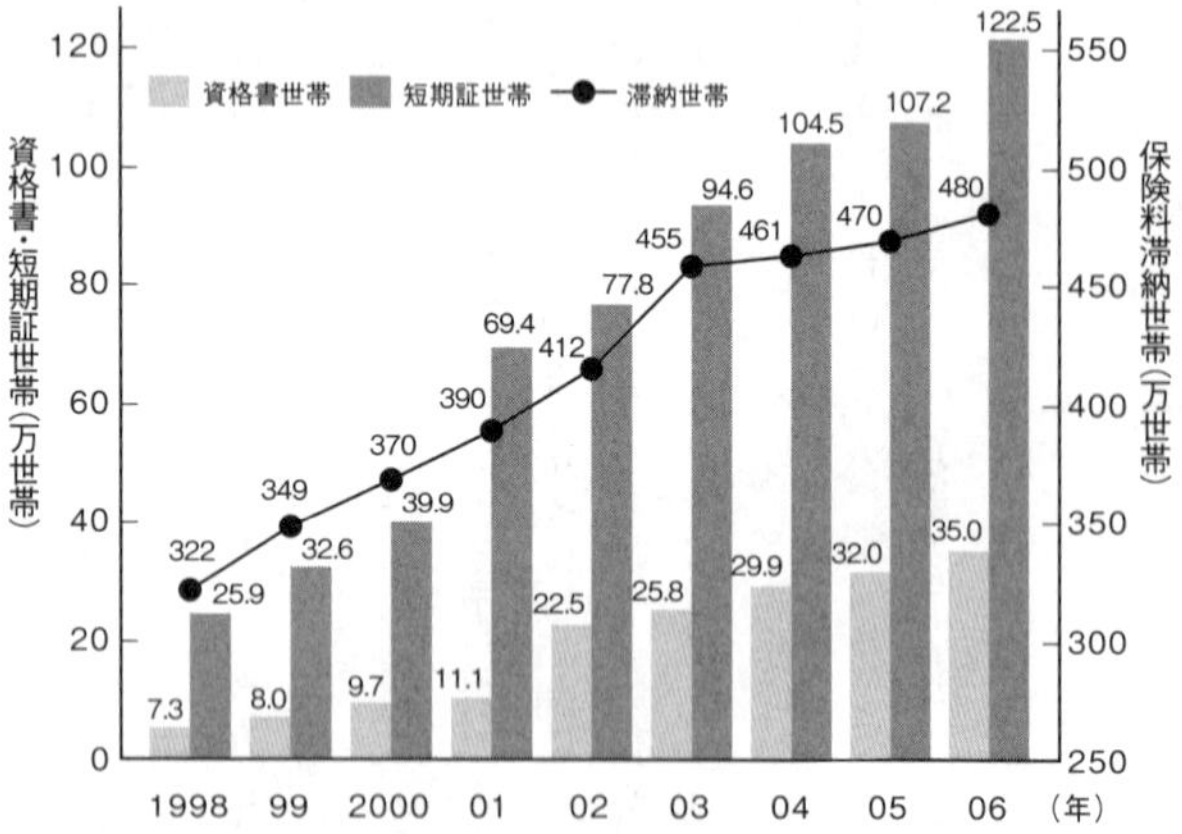

（出所）相野谷安孝『医療保障が壊れる』(旬報社、2006年)134頁。05年、06年分は筆者加筆

一月より、国民健康保険料の滞納者に正規の保険証を返還させ資格証明書を交付する制裁措置が導入された。当時は交付するか否かは市町村にまかされていたが、二〇〇〇年の介護保険法施行にともない国民健康保険法も改正され、二〇〇一年度から、「特別の事情があると認められる場合」を除き、一年間保険料を滞納している者については、資格証明書の交付が義務化された。その後、滞納世帯へ資格証明書を交付する市町村が急増し、いまや短期保険証（通常の保険証に比べ、有効期間が二〜三ヵ月など短い保険証）の交付が一二二万世帯、資格証明書の交付も三五万世帯にのぼっている（二〇〇六年現在、厚生労働省調べ。図表14）。保険

料滞納に「特別な事情があると認められる場合」は、資格証明書は交付されないが、「特別な事情」の存在については、市町村から保険証返還の求めがあった時点で、世帯主から届出をする必要があり、この届出がないと機械的に資格証明書が交付されている事例が多い。

資格証明書の保持者は、前述のように、医療を受けた場合、病院などの窓口で医療費をいったん全額自己負担する必要があるため、受診そのものが困難となる（第1章参照）。開業医の団体である全国保険医団体連合会（保団連）が、二〇〇四年度に調査した結果では、全国で最も資格証明書の交付が多い神奈川県で、資格証明書交付世帯の受診率は一般世帯の三〇分の一、二番目に多い福岡県で、同一一三分の一程度であったことが明らかとなっている。保険料を払えず滞納している人が、窓口で医療費を全額負担できるはずもなく、実質的に「無保険者」の状態に置かれているといってよい。

実際、資格証明書保持者の中には、十分な医療が受けられず治療の手遅れにより死亡する人も出ている。二〇〇五年一二月の共同通信社の調査では、医療機関への受診遅れから病状が悪化し、死亡したとみられる患者が、過去六年間に少なくとも一一人いたことが明らかになっているし、二〇〇七年二月の全日本民主医療連合会（民医連）の加盟医療機関への調査でも、二〇〇五年一月からの二年間に、全国で二九人の同様の死亡例が確認されている。

資格証明書交付の問題点

こうした資格証明書の交付などの制裁措置（ペナルティ）は、これまでは老人保健法の対象となる七五歳以上の高齢者には適用はなかったが、後期高齢者医療制度では、この措置を、それらの高齢者にも拡大する点で大きな問題がある。年金から保険料を天引きされる特別徴収の高齢者については、滞納がありえないことを考えると、普通徴収となる高齢者は、きわめて低年金（年金給付額が月額一万五〇〇〇円未満）か、無年金であり、滞納の可能性（すなわち資格証明書の発行を受ける可能性）が高い。

そもそも、国民健康保険における保険証の取り上げと資格証明書などの交付そのものが、必要最小限の給付制限の範囲を超えている。実際、国民健康保険では、資格証明書の交付件数は急増しているが、国民健康保険料の収納率の向上はみられず、逆に低下している。もはや国民健康保険の資格証明書の交付は、収納率改善の手段ではなく、保険料滞納者への見せしめ的な制裁措置に化しているといっても過言ではない。しかし、医療を必要とする人が「健康で文化的な最低限度の生活」（憲法二五条）を営むうえで不可欠な医療の給付を制約されることは、医療を受ける権利の侵害にあたる。

社会疫学的にみて、低所得者ほど要介護状態や病気になりやすいという指摘もあり、そうした低所得者ほど、保険料負担ができず、資格証明書の交付による受診抑制の可能性が高いことを考えれば、後期高齢者医療制度はもちろん、国民健康保険制度においても資格証明書の交付制度は廃止すべきと考える。

すぐに廃止ができなくとも、市町村は「特別の事情」を職権で調査し、悪質な滞納者と認定したうえで、はじめて資格証明書の交付などの手続きに移るべきだ。また、調査の過程で、生活保護が必要な困窮状態にある保険料滞納者であることが明らかになれば、医療扶助を行う責任が市町村の側に生じよう。そもそも、市町村の側で、生活困窮により保険料を払えない人と意図的に払わない人とをみきわめるだけの調査などを行う予算や人員体制が整備されていないのであれば（それが機械的な資格証明書の交付がなされている一因と思われる）、交付そのものを中止した方が行政実務上も効率的である。後期高齢者医療制度でも、低所得や生活困窮が「特別の事情」に該当するという解釈を徹底させ（そうなれば、普通徴収の高齢者ほとんどすべてがそれに該当するだろう）、市町村に資格証明書の発行をさせない運動が不可欠である。

6 医療費の抑制と制度の将来

医療費キャップ制の導入

最後に、後期高齢者医療制度では、七五歳以上の後期高齢者の保険料負担と医療費とが直結する医療費抑制の仕組みが組み込まれているという問題がある。これは、保険料負担の問題などに比べ見過ごされているが、後期高齢者医療制度の最大の問題といってもよい。

前述のように、後期高齢者医療制度の財政構造は、七五歳以上の後期高齢者が負担する保険料：各医療保険者からの支援金（七四歳以下の者が負担する特定保険料）：公費＝一：四：五となっており、この負担割合は高齢者医療法に明記されている。従来の老人保健制度にはなかった後期高齢者の保険料負担割合が法定化されたことは、重大な意味をもっている。後期高齢者が使う医療費の一割は後期高齢者だけで負担しなさいという構造ができあがったからだ。具体的にいうと、後期高齢者の医療給付費は現在一〇兆円だから、後期高齢者の保険料負担は一兆円になる。今後、高齢者が増え、医療給付費がいまの二倍の二

○兆円になれば、後期高齢者が負担する保険料も二倍の二兆円になるわけだ。

しかも、後期高齢者医療保険料は、前述のように、低所得の高齢者ほど負担が重く逆進性が強い。そうなると、広域連合としては、低所得の高齢者が負担できる水準に保険料額を抑えるしかない。そして、財源構成が法律で定められていて、独自財源をもたない広域連合が実施主体という枠組みの中では、保険料を抑制するには、医療費を抑制するしか方法がない。つまり、後期高齢者医療制度には、医療費総額を抑制できる仕組みが組み込まれているわけで、これは、事実上の「医療費キャップ制」の導入にほかならない（『京都保険医新聞』二〇〇八年六月一六・二三日合併号参照）。

保険料を支払い、医療の給付を受ける後期高齢者（被保険者）の立場からみれば、後期高齢者医療制度は、保険料の引き上げ（保険料負担の増大）か、医療費の抑制か、という過酷な選択を後期高齢者に迫る制度といえる（この選択は、その過酷さゆえに、しばしば「悪魔の選択」と揶揄される）。同制度には、保険料の引き上げがいやなら、なるべく医者にかかるなという、厚生労働省の後期高齢者へのメッセージ（脅しというべきか？）が込められているといってもよい。「姥捨て山」制度といわれるゆえんである。

この厚生労働省のメッセージを講演の場などで発しつづけてきたのが、後期高齢者医療制度の宣伝マンといわれた土佐和男氏（厚生労働省国民健康保険課長補佐）だ。土佐氏は、石川県での講演（二〇〇八年一月一八日）で、「七五歳以上の方が一回でも病院に行くのをやめていただければ（保険料は）下がる」とか、「医療費が際限なく上がっていく痛みを自ら自分の感覚で感じとっていただくことにした」と発言し、会場の高齢者のひんしゅくと怒りを買ったが、これが後期高齢者医療制度を創設した厚生労働省のまさに本音であったのだろう。その証拠に、後期高齢者医療制度への反発が強まると、厚生労働省は、土佐氏のこれまでの発言はあくまでも個人的見解であるとし、そのもみけしにやっきになっている。あれだけ饒舌だった土佐氏も、いまやマスコミの取材は受け付けず、厚生労働省も臨時欠勤し、行方がわからないという（『週刊文春』二〇〇八年五月二八日号）。しかし、土佐氏の発言は、厚生労働省課長補佐の肩書をもって行われたものであり、厚生労働省は、一課長補佐の個人的見解として「とかげのしっぽ切り」をするのではなく、その真意について、きちんと釈明すべきではなかろうか。

介護保険の現実①——介護保険サービスの利用制限

では、後期高齢者医療制度に組み込まれた医療費抑制の仕組みは何をもたらすのか。実は、これには先例がある。介護保険制度だ。というより、後期高齢者医療制度の財政構造が、介護保険をモデルに、医療費キャップ制を導入したという方が正確だろう。いまの介護保険の現実をみれば、後期高齢者医療制度の将来の姿がみえてくる。

介護保険も、高齢者のサービスや施設の利用が増えると、介護保険の給付費が増大し、介護保険料の引き上げにつながる仕組みになっている。しかし、現在の介護保険の第一号被保険者（六五歳以上の高齢者）の介護保険料は、低所得の高齢者ほど負担が重く逆進性が強いうえに、前述したように、月額一万五〇〇〇円以上の年金受給者からは年金天引きで保険料を徴収する仕組みで、保険料の引き上げには限界がある。

後期高齢者医療制度と同様、介護保険でも財源構成が法律で定められ、国民健康保険のような一般財源の繰り入れが事実上禁止されているから、介護保険料を抑えるための手段は、介護給付費の抑制（給付抑制）しかない。実際、介護保険料の高騰を背景に、二〇〇五年には、給付抑制を目的とした介護保険法の大改正が行われ、同年六月に改正介護保険法が成立、二〇〇六年四月より施行されている（第2章参照）。

そして、改正介護保険法では、従来の要支援・要介護1の軽度認定者を新たに要支援1・2判定に再編し、新予防給付の対象（以下「要支援者」という）としたうえで、要支援者のサービス利用を大幅に制限、事実上の給付カットが行われた。

要支援者に同居の家族がいる場合には、生活援助の訪問介護（ホームヘルプサービス）の利用はできず、車イスなど福祉用具の貸与も、一定の例外となる者を除き利用できず

（要介護1の判定者も含む）、通院等乗降介助（いわゆる介護タクシー）も、利用できなくなった。介護報酬の算定基準が厳しいとされている東京都大田区では、同居とみなす範囲が拡大解釈され、日中は高齢者が独居状態となっていても、家族と住んでいるということで、生活援助の訪問介護の利用ができなくなり、階が違っても家族が同じマンションに住んでいれば同居扱いになる例もあるという（『週刊東洋経済』二〇〇七年九月八日号）。

その結果、二〇〇六年度の介護保険サービスの利用者数は、要介護認定者数が前年度より二〇万人増加しているにもかかわらず、前年度を約一〇万人下回り、介護保険法施行後初の減少となり、給付費も約六〇〇〇億円減少した（厚生労働省「介護給付費実態調査」による）。

しかし、現在の家事援助サービス（厚生労働省は、専門性を否定して「家事代行サービス」と呼んでいるが）などの生活援助は、従来から軽度者の生活支援のために重要な役割を果たしてきた。にもかかわらず、そのサービス利用を制限することは、要支援者を引きこもりなどにさせ、その重度化を進める可能性が高い。実際、介護保険サービスの利用が制限されたために、自費でヘルパーを利用する事例や買い物などのヘルパーの付き添いが難しくなり、家にとじこもる高齢者が増えている。結局、こうした形での給付抑制は、短期的に給付抑制の効果があったとしても、中長期的には、逆に、要支援者の重度化による介護保険給付費や医療費の増大につながるだろう。

介護保険の現実②――施設数の抑制・削減

そのことを見越してか、改正介護保険法のもとでは、介護保険施設数の抑制・削減も進められている。どんなに重度の要介護者が増えたところで、入所できる施設や利用できるサービスが少なければ利用は限定され、給付費は増えないからだ。

介護保険法施行以降、同法の「在宅重視」の理念とは裏腹に、施設志向が強まり、特別養護老人ホーム（介護老人福祉施設）の入所待ちが激増し、その数は全国で約三八万人にのぼっている（二〇〇六年。厚生労働省発表）。改正介護保険法では、介護保険施設の食費・居住費が保険給付からはずされ、入所者の自己負担となったが、こうした負担増には、給付費の削減とともに（年間約三〇〇〇億円の削減）、施設志向に歯止めをかけるねらいもあった。

しかし、介護保険法のもとでの施設志向の背景には、要介護者の重度化や一割の利用者負担など経済的負担増による在宅介護の困難さがあり、負担の軽減や保険給付水準の引き上げなどがなされないかぎり、施設入所の負担を増大しても、低所得や要介護度の低い要介護者の施設入所が困難となり、それらの人が在宅介護に追いやられ、生活破壊や家族介護者の負担が増えるだけである。このことは、高齢者の孤独死や介護心中などのいま以上の増大を意味する。同時に、介護保険施設の側も、入所者の負担金の未払いの増加などの問題に直面することとなり、良心的な施設ほど厳しい運営を迫られている。

しかも、特別養護老人ホームの建設は抑制され、ほとんど増える見込みはない。増やすと、やはり介護保険料が高くなるからだ。それどころか、後述のように、介護型の療養病床（約一三万床）は、二〇一二年三月末で廃止される。このままでは、自宅にも帰れず行き場を失う高齢者が出てくる可能性が高い（第4章参照）。

介護保険の現実③——担い手不足と介護崩壊

また、介護保険制度の実施とそれにともなう規制緩和により、介護労働者の労働条件が急速に悪化し、介護の担い手不足が顕著となっている。介護労働者の劣悪な労働条件や過重労働は、入所者（利用者）一人あたりの職員の配置基準の手薄さともあいまって（たとえば、認知症高齢者のグループホームでは、夜勤ケアについては認知症の入所者一八人に対し職員一人の体制でよいとされ、しかも職員は非正規であってもよい）、サービスの質の低下や介護事故の増大をもたらし、利用者である要介護高齢者の安全と生命を脅かしつつある。

現在、介護保険の在宅サービスの要《かなめ》であるホームヘルパー（以下「ヘルパー」という）

の約九割がパートといわれており、それも大半が、交通費すらも出ない直行直帰型の登録ヘルパーで、その労働条件の劣悪さは社会問題化している。ヘルパーだけでなく、従来は公務員に準じる待遇にあった社会福祉法人運営の施設の介護職員の場合も、介護保険法のもとでの施設経営の不安定化による職員数の削減とパート化が進められ、残った職員も賃金カットや過重労働にさらされている。介護労働者の離職に拍車がかかるとともに求人難が顕著となり、定員割れの福祉系大学や専門学校も増加している（介護福祉士養成の全国の大学や専修学校の二〇〇八年度の定員全体に占める実際の入学者の割合〔充足率〕は、四五・八％と半分を下回っている。厚生労働省調査）。

介護労働者の賃金を上げ待遇をよくするには、介護報酬の引き上げが必要なのだが、介護報酬の引き上げも介護保険料の引き上げにつながる。介護報酬額の決定は、審議会（社会保障審議会介護給付費分科会）を通すとはいえ、ほとんど厚生労働省の裁量に委ねられ、保険者である市町村も含め外部からの意見反映が難しい。そのため、給付抑制を方針とする厚生労働省のもとで、介護保険法施行以来、一度も引き上げられることなく、逆に引き下げられつづけている。現行の最低賃金すらも考慮されることなく、パート雇用を前提に、サービス提供量に応じて介護報酬単価が決められる。そして、介護報酬は公定価格のため、人手不足が顕著になっても、それが介護労働者の賃金上昇につながらない。介護労働者の労働条件の劣悪さと人材不足に対しては、政策的には打つ手がなく、完全に放置されているのが現状だ。

かくして、介護保険は「介護の社会化」の理念からかけ離れ、多くの国民の信頼を失うに至っている。介護保険制度を積極的に支持してきた推進派の人々も、改正介護保険法に賛成した民主党も、いまや問題点を指摘せざるをえなくなっており、マスコミでは「介護崩壊」という言葉がとびかうようになってきた。

高齢者は、保険料だけ年金天引きで有無をいわさず徴収され、介護の担い手は圧倒的に不足し、必要な介護保険サービスも利用できず、施設も満杯で入れない。療養病床は閉鎖され追い出される。もはや、介護保険は、生存権を保障する社会保障制度どころか、高齢者や要介護者の生存権を侵害する、自助の強制と保険料の収奪システムに化しつつあるというほかない。介護保険のこうした「介護崩壊」とまで呼ばれる現実は、介護の担い手を医師・看護師など医療の担い手に、介護保険サービスを医療に、施設を病院に置き換えれば、まさに後期高齢者医療制度の将来の姿だ。次章では、後期高齢者医療制度のもとでの、こうした医療の制限の問題を具体的にみていく。

第4章　後期高齢者医療制度のここが問題②——制限される医療

1　診療報酬による医療の制限

前章では、後期高齢者の負担増の問題を、保険料負担を中心に考察してきたが、本章では、後期高齢者医療制度のもとでの高齢者に対する医療の制限の問題を検討する。

厚生労働省の後期高齢者医療制度（長寿医療制度）の宣伝用パンフレット「長寿医療制度でここがよくなる!!」には「ご安心下さい。今までと同じ医療を受けることができます」と書かれているが、これは全くの虚偽宣伝だ（そもそも、いままでと同じ医療を受けることができるなら、あえて新制度を作る必要はないはずだ）。

確かに、法律上は、健康保険などの療養の給付と同じ医療が受けられることになっているが、厚生労働省は、これまでも診療報酬を操作することで、医療費抑制のために、高齢者の医療の制限を行ってきた。たとえば、入院期間が長期になるほど診療報酬が下がっていく、いわゆる逓減制を適用することで、医療機関が、長期入院患者を抱えるほど赤字になる仕組みを持ち込み、長期入院患者の退院を強制せざるをえなくなるように仕向ける手法（俗に、医療機関への「兵糧攻め」といわれる）などが、その典型例だ。退院を強制される患者としては、制度の仕組みはよくわからないから、その不満の矛先は、そうした診療報酬改定を行った厚生労働省ではなく、病院側に向けられる。

診療報酬の改定は、国会の審議を経るわけでもなく、厚生労働省の思惑どおりに可能なため、しばしば、医療費抑制という政策目的の達成のために利用されてきたし（第2章参照）、今回の後期高齢者医療制度でも例外ではない。

実際、厚生労働省は、前述の「試案」においても、「後期高齢者の心身の特性等にふさわしい診療報酬体系とする」としており、二〇〇七年一〇月一〇日に「社会保障審議会後期高齢者医療の在り方に関する特別部会」に提出された「後期高齢者医療の診療報酬体系の骨子」には、後期高齢者の医療を「特別に制限しなければならない」とまで書かれている。一般国民向けのパンフレットでは、いままでと同じ医療が受けられるとしながら、審議会などに対しては医療を制限することを明言しているのだ。二枚舌を使っているとはこのことだろう。

かくして、厚生労働省の思惑どおり、二〇〇八年四月の診療報酬改定において、後期高齢者に「ふさわしい」医療（制限された医療？）を提供すべく、後期高齢者を対象とした診療報酬の改定が行われた。具体的には、後期高齢者診療料、後期高齢者特定入院基本料、後期高齢者終末期相談支援料などがそれぞれ創設され、リハビリテーションの日数制限の強化、認知症病棟・精神病棟の入院日数の制限などが行われた。同時に、障害者病棟・特殊疾病病棟の対象からの脳卒中・認知症患者の除外などが規定された。

いずれも、七五歳以上の後期高齢者を標的に差別的な診療報酬を適用することで、その医療を著しく制限する内容だ。これらの診療報酬改定は、前述のように、国会の審議を経るわけでもなく、厚生労働大臣告示で示されるだけで、保険料負担の問題と異なって、マスコミでもほとんどとりあげられていない。そのため、その深刻な問題が高齢者にほとんど知られておらず、高齢者は、医療が必要となった時に、医療が大きく制限されていること（この改定の恐ろしさ）に気づき、愕然とするだろう。以下、具体的に検討する。

2 狭まる病院選択——後期高齢者診療料

後期高齢者診療料の新設

まず、新たに設定された後期高齢者診療料は、糖尿病や高血圧疾患、認知症、脳血管疾患などの慢性疾患を主病とする患者に、患者の同意を得て診療計画を定期的に作成し、計画的に必要な指導や診療を行った場合に算定（医療機関が診療報酬として請求）できる。ただし、患者の主病と認められる慢性疾患の診療を行う一つの診療所（または半径四キロメートルに診療所がない病院）だけが算定でき、その際、高齢者の心身の特性などに関する研修や診療計画の策定、高齢者の機能評価の方法について研修を受けた医師（高齢者担当医。この医師が主治医となる）がいることが条件となる。

点数は、患者に行われた検査、画像診断、処置などをすべて含む定額払い（包括払い）で、月一回六〇〇点（六〇〇〇円。一点＝一〇円として計算。以下同じ）だ。初診料・再診料や投薬、リハビリにかかる医療費は定額払いの対象外で、病状が悪化した場合（急性増悪時）に実施した五五〇点（五五〇〇円）以上の検査や画像診断などについては、別に算定できる。

後期高齢者診療料は、慢性疾患をいくつも抱え、別々の病院に通っている高齢者を一人の医師が総合的に診察し、診療計画を作成することで、高齢者が複数の医療機関を受診する「ハシゴ受診」に歯止めをかけ、重複する検査などのムダを省くことを目的に導入された。しかし、後期高齢者診療料には、次のような問題がある。

後期高齢者診療料の問題点

第一に、患者の主病と認められる慢性疾患の診療を行う一つの診療所しか算定できないため、保険証一枚で、どの医療機関でも治療を受けることができるという、これまでのフリーアクセスに制限が加えられる。たとえば、高血圧でA診療所に、糖尿病でB診療所にかかっていた後期高齢者がいて、その高齢者がB診療所の医師を主治医に選んだとする。この場合、糖尿病が主病とされ、B診療所は後期高齢者医療診療料を算定できるが、A診療所では算定できなくなり、基本的に、高齢者はA診療所で治療が受けられなくなる。どうしても、高血圧の専門医を受診したい場合には、主治医からの紹介が必要となるなど、不自由な仕組みだ。そもそも、複数の疾患をもつ高齢者は多く、厚生労働省の解釈のように主病を一つとして、慢性疾患の管理を一診療所に限るのは、医学的にみても無理がある。

第二に、これが最大の問題と思われるが、包括払いの診療報酬のため、必要な検査や処置が十分受けられなくなる可能性が高い。窓口負担が一割の後期高齢者では月六〇〇円の自己負担で、検査や処理が月内に何度でも受けられるかにみえるが、そうはならない。医療機関が検査や処置を何回実施しても、決まった額の診療報酬（六〇〇〇円）しか入ってこないため、医師が必要と思っても検査の回数を減らすなどの対抗策をとるしかないからだ。たとえば、定期的に慢性疾患の医学的管理を行う超音波検査（エコー）は五三〇点だから、一ヵ月に一回行えば、これだけで六〇〇点近くになり、他の検査や処理は事実上不可能となる。しかも、病状が悪化したような場合に別に算定できる事例はきわめて稀なのだ。

第三に、後期高齢者診療料を算定する主治医になるには、事前に各地の社会保険事務所に届け出なければならないが、その届出数は、内科を主に診る診療所の二割程度の八八七六カ所にとどまっている（二〇〇八年四月一四日現在の速報値。厚生労働省調べ。以下の数値も同じ）。しかも、内科診療所の八割以上（八六・三％）が届け出た鹿児島県から、届出件数がゼロの青森県まで、都道府県ごとの状況にばらつきが出ている。茨城県医師会のように、後期高齢者診療料、さらには後期高齢者医療制度に反対し、会員に対して、同診療料を算定しないよう求めている地域医師会もある（同県の届出率は六・一％）。

先の厚生労働省のパンフレットでは「あなたの選んだ担当医が継続して支えてくれます（高齢者担当医）」とか、「個々人にふさわしい治療計画を立て、生活を重視した丁寧な医療を提供します」と記されているが、選べるほどの高齢者担当医がいないのだ。また、担当医の方でも、包括払いの診療報酬のもとでは、十分な検査や処置はできず「丁寧な医療を提供」することは難しい。そのため、高齢者担当医に登録していても、実際には後期高齢者診療料を算定していない医師も多い。八割以上の届出があった鹿児島県の場合も、鹿児島県保険医協会が行ったアンケート調査（二〇〇八年五月二七日～六月九日実施。対象は医科開業医会員五六一人、回答は二三四人）の結果によると、届出理由は「とりあえず」が最も多く（六七％）、「算定していない」と回答したのが八四％にのぼっている。

3 退院強制と入院・リハビリの制限

後期高齢者特定入院基本料による退院の強制

つぎに、後期高齢者特定入院基本料は、一般病床や特定機能病院などに入院している後期高齢者について、入院九〇日を超えると算定される。具体的には、医療機関に支払われる入院料が、九一日以降から、患者七人に対して一人の看護体制であれば、一日一五五五点（一万五五〇〇円）が同九二八点（九二八〇円）へ大幅に減額され、しかも、投薬・注射・検査などもすべて、同入院基本料に含まれることとなる。つまり、九一日以降は、後期高齢者の治療にも検査にも診療報酬が一円も支払われなくなるわけだ。

これでは、入院期間が九〇日を超える後期高齢者の入院患者を多く抱えている医療機関は大幅減収となり、高齢者に退院を強制せざるをえない。しかし、長期入院の後期高齢者の多くは、重症の脳卒中後遺症患者や認知症の患者であり、受け皿となる療養病床は、後述のように削減され、特別養護老人ホームなど介護施設も不足している現状では、退院後の行き場がない。結局、家族が在宅で介護するしかないが、介護保険の給付水準では、とても支えきれず、介護心中や介護殺人が増大することは火をみるより明らかだ。家族もいない高齢者は、施設をたらい回しされるか、孤独死のおそれがある（第3章参照）。

しかも、退院が困難な後期高齢者に対して、患者の同意を得て退院計画を立て、実際に退院した場合には、後期高齢者退院調整加算が退院時に一回一〇〇点、算定される。後期高齢者を退院させた（追い出した？）病院には、一回あたり一〇〇〇円の雀の涙ほどのご褒美をあげようというわけだ。先の厚生労働省のパンフの「安心して退院できるように、退院前後の医療・福祉のサポートが充実します（退院支援の計画、退院に向けた指導）」とは、このことをさしている。つまり、「入院基本料を下げ、退院支援すると病院の収入となる仕組みをつくったので、早く後期高齢者を退院させよ」と言っているに等しいのだ。

この後期高齢者をターゲットにした退院強制の仕組みに対しては、現場から強い批判があがり、与党プロジェクトチームも減額の凍結を打ち出していた。それを受け、厚生労働省は、二〇〇八年八月二七日の中医協に、後期高齢者特定入院基本料の一〇月からの大幅減額を猶予する方針を示し、了承された。具体的には、医療機関が「退院支援状況報告書」に退院する上での問題点や課題を記載し、社会保険事務所に毎月提出すれば、減額されないこととなった。

医療区分による入院医療の制限

また、後述する療養病床の再編と関連するが、二〇〇八年四月の診療報酬改定で、療養病床の医療区分による診療報酬がさらに引き下げられたため、とくに医療の必要性が低いとされた医療区分1の患者（後期高齢者も多く含まれる）の退院強制が加速している。

医療区分とは、療養病床に入院する患者を医療の必要性に応じて区分したもので、医療の必要性の低い「医療区分1」から必要性の高い「医療区分3」まで三段階に設定され、これにADL区分を組み合わせる形で、診療報酬が決められている。医療区分の設定とそれに応じた診療報酬格差は、前述のように、二〇〇六年の診療報酬改定で導入されたもので、医療の必要性が低い医療区分の患者の診療報酬が大幅に引き下げられた（第1章参照）。その結果、とくに医療区分1の患者を療養病床に残したままでは、医療機関は大幅赤字となるため、患者の退院強制が加速し、新規の受け入れを拒否する病院も出てきた。

こうした原価割れになるほどの大幅な診療報酬の引き下げは、診療報酬について「医療機関のコストや機能等を適切に反映した総合的評価」を行うとした、前述の「基本方針」に明らかに反するものであった（第2章参照）。そもそも、診療報酬単価のみならず、医療区分の設定もきわめて恣意的で、医療区分1の患者が、はじめから半分程度になるように

図表15　医療区分と診療報酬

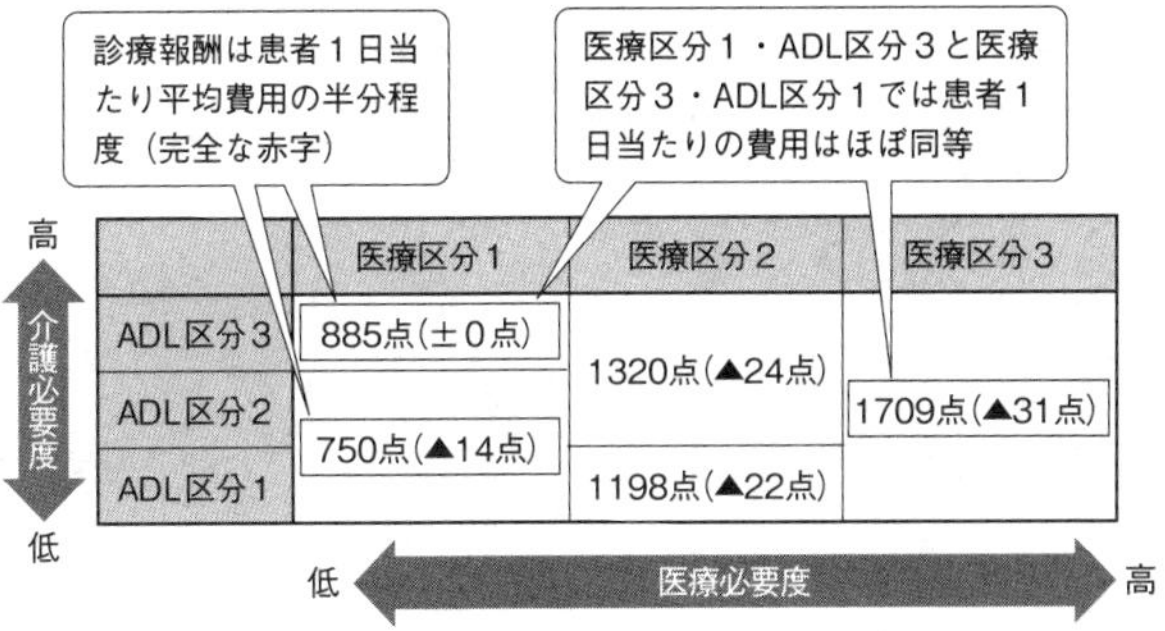

	医療区分1	医療区分2	医療区分3
ADL区分3	885点(±0点)	1320点(▲24点)	1709点(▲31点)
ADL区分2	750点(▲14点)		
ADL区分1		1198点(▲22点)	

- 診療報酬は患者1日当たり平均費用の半分程度(完全な赤字)

- 医療区分1・ADL区分3と医療区分3・ADL区分1では患者1日当たりの費用はほぼ同等

介護必要度：高←→低

（注）　病院の場合、診療報酬点数1点＝10円。（　）内は2008年3月末からの増減
（出所）『週刊東洋経済』（2008年8月2日号）43頁

設定されたとの批判もある。

当然、医療関係者から反発や批判が相次いだが、これに対して、厚生労働省の麦谷眞理保険局医療課長（当時）は「医療の必要のない人は、他の施設に移ってもらうために、恣意的に点数を引き下げた」と明言したという（『愛知保険医新聞』二〇〇六年五月五・一五日合併号）。従来であれば、厚生労働省の官僚が、ここまで露骨な発言をしたら、マスコミでもたたかれるはずだが、当時は（といってもわずか二年前であるが）、郵政選挙で大勝した小泉政権のもとで、医療制度の構造改革が強力に推進されていた時期であり、大半のマスコミも、構造改革という名の医療費抑制策に賛同していたこともあってか、ほとんど問題視されなかった。

そして、二〇〇八年の診療報酬改定では、医療区分1／ADL1・2の患者については、さらに一四点（一四〇円）、医療区分2／ADL区分1では二二点（二二〇円）、医療区分2／ADL区分2・3では二四点（二四〇円）、医療区分3／ADL区分1・2・3では三一点（三一〇円）の引き下げがそれぞれ行われた（図表15）。

とはいえ、「医療区分1」には医療処置として痰の吸引（一日七回以下）、胃ろう（栄養を補給するために胃に開けた穴）の管理、経管栄養などが必要な患者のほかに、疾患では脳梗塞や脳内出血、認知症の患者が含まれている。これらの患者は、決して医療の必要性が低いとはいえず、症状が重なれば医療の必要性が高くなるし、とくに高齢者の場合には合併症を起こしやすく、状態が急変しやすい。そのため、在宅での療養は困難であるうえ、厚生労働省が受け皿としている老人保健施設や特別養護老人ホームなどの介護保険施設では、医師の配置が手薄で、受け入れが拒否される例が多い。

障害者病棟への入院も制限

療養病床に入院している医療区分の低い脳卒中後遺症患者や認知症患者の場合、従来であれば、障害者病棟などへ再入院という手もあった。実際、二〇〇六年の診療報酬改定以降、急きょ、看護師を増員するなどして、診療報酬が高い「障害者施設等入院基本料」を算定し、医療区分1の患者を、その病棟に移す病院も出てきた（『週刊東洋経済』二〇〇八年八月二日号)。

しかし、これも、二〇〇八年一〇月一日より、障害者施設等の入院基本料算定の対象から、ほとんど体が動かない人など一部の例外を除いて、脳卒中後遺症患者や認知症患者が除外されたため、難しくなった。

しかも、厚生労働省は、二〇〇八年三月三一日時点に入院していた脳卒中後遺症・認知症患者を退院させると、病院に支払われる退院加算が三〇〇〇円から八〇〇〇円に増額される仕組みまで導入している。ただし、二〇一〇年三月末までは、医療型の療養病床に転換する場合には、現在入院している患者の医療区分を一ランク上げ診療報酬が引き上げられるなどの激変緩和措置がとられたため、目にみえる形での医療難民・介護難民の発生は、とりあえずは先送りされている。

制限されるリハビリテーション

さらに、リハビリテーションにも制限が加えられる。二〇〇六年四月の診療報酬改定で、回復期リハビリテーション病棟や外来のリハビリについて、最大で発症後一八〇日しか診療報酬が算定されず、日数制限がつけられたことは前述したが(第2章参照)、リハビリ日数制限は、一八〇日を超えて回復しない患者には「もうリハビリはやるな。やっても意味がないから打ち切る」と言っているに等しい過酷な仕打ちであった。

この過酷な仕打ちに対して、著名な免疫学者であり、脳梗塞のリハビリを打ち切られた当事者である多田富雄東大名誉教授が、二〇〇六年四月八日付の朝日新聞の「私の視点」欄に「診療報酬改定、リハビリ中止は死の宣告」という論説を掲載したのを契機に、リハビリ日数制限反対の署名がわずか二ヵ月で四八万筆も集まるなど、広範な反対運動が巻き起こった（運動の経緯については、多田富雄『わたしのリハビリ闘争』青土社、二〇〇七年参照）。事態を憂慮した中医協の土田武史会長（当時）は、診療報酬改定結果検証部会の報告をもとに、制度の見直しを指示、二〇〇七年三月に異例の再改定が行われた（診療報酬の改定は通常は二年ごとだが、この場合、一年で再改定となる）。この再改定で、日数制限は表面上は撤回されたものの、リハビリ日数が一四〇日を超えると診療報酬が減額となる逓減制度が導入された。そのため、早期にリハビリを中止する医療機関が続出、結果的に日数制限は強化される形となった。「転んでもタダでは起きない」官僚のしたたかさがうかがわれる。

さらに、二〇〇八年四月の診療報酬改定では、この逓減制が強化され、リハビリ日数が最大で一八〇日を超えた場合、リハビリの必要があっても、月わずか一三単位（四時間二〇分）しか認められなくなった。また、自宅などへの退院率が六〇％未満の回復期リハビリテーション病棟（急性期医療が終了した患者を受け入れ、リハビリテーションを行い、ADLの改善と在宅復帰をめざす病棟。二〇〇〇年より創設され、現在、全国で四万五〇〇〇床強ある）も、二〇〇八年一〇月より、一人あたり一日入院基本料が九五点（九五〇円）減額された（六〇％以上の病棟入院料1は一六九〇点、六〇％未満の2は一五九五点）。いわゆる成果主義にもとづいたペナルティで、これにより五〇床の病院だと、年間約一五〇〇万円の減収になる。

度重なる日数制限の強化に対して、ついに、リハビリ日数制限は「リハビリは必要があると認める場合に行う」と定めた療養担当規則や「健康で文化的な最低限度の生活」の保障を定めた憲法二五条に違反するとして、「重症リハビリ医療日数等の制限差し止め請求」（第一次訴訟。二〇〇八年三月提訴）と「後期高齢者等リハビリ入院制限等の差し止め請求」（第二次訴訟。二〇〇八年四月提訴）を提起した医師まで現れた。神奈川県の鶴巻温泉病院回復期リハビリテーション病棟の澤田石順医師がその人だ（詳しくは、澤田石順「姥捨て山『後期高齢者医療制度』は即刻廃止に！」本田宏編著『医療崩壊はこうすれば防げる！』洋泉社、二〇〇八年参照）。ただ、前述した介護保険料訴訟に対する裁判所の判断をみるかぎり、司法の病は深く、澤田石氏の請求は棄却される可能性が高い（第3章参照）。

健診も受けられない？

これらと関連して、医療そのものの制限ではないが、後期高齢者への人間ドックなど健康診査（以下「健診」という）も後退しているという問題もある。

前述したように、後期高齢者医療制度の実施にともない旧老人保健法にもとづき行われていた住民全員を対象とした基本健診は廃止され、四〇歳から七四歳までの人には、各医療保険者が特定健診・特定保健指導を行うことが義務づけられたが、七五歳以上の後期高齢者医療制度の被保険者については、広域連合が行う健診は義務化されていない。しかも、後期高齢者医療制度の健診には、一部補助があるものの、基本的に国の負担金制度はなく、健診費用は、後期高齢者の保険料で賄うこととされている（第1章参照）。

これにともない、七五歳以上の高齢者に対する市町村国民健康保険による人間ドック費用の補助を打ち切る自治体が続出した。これまで一二〇〇余りの市町村国民健康保険が助成制度を設けていたが、その八割以上が補助を打ち切ったのだ。たとえば、横浜市では、三万～四万円かかる人間ドックが補助により一万三〇〇〇円で受診できていたから、こうした補助の打ち切りは、事実上、高齢者の健診受診を困難にさせている。七五歳以上だと特定健診の対象にもならず、健診項目は最低限のものとなり、高齢者の疾病の早期発見は難しくなる。しかも、健診費用が後期高齢者の保険料で賄われるため、健診受診などが増え費用が増大すると、保険料の引き上げにつながることとなる。

これでは後期高齢者は、健診を受けるなと言っているに等しい。その背後には、後期高齢者には早期発見の健診など不要だという厚生労働省の制度設計者の差別的な意識があるのだろう。しかし、後期高齢者に対する健診の制限はあまりに差別的と考えた市町村では独自の補助を再度つけるところも出てきている。

いずれにせよ、このままでは、さまざまな制限により、十分な健診が受けられず病気の早期発見が遅れる高齢者、リハビリを受けられずに障害が固定する高齢者、さらには入院できず適切な治療すら受けられず早期死亡、孤独死する高齢者が増大することはほぼ確実だ。これに追い打ちをかけるかのように、後述のように、療養病床の削減・廃止が進められている。後期高齢者医療制度の導入を機に、まさに高齢者の棄民政策が進められているといってよい。

4 安楽死の勧め？——後期高齢者終末期相談支援料

後期高齢者終末期相談支援料の新設

後期高齢者への差別医療、もしくは棄民政策の極みは、後期高齢者のみを対象とした終末期相談支援料の新設であろう。

これは、医師が、末期がんなどで余命いくばくもなく、回復を見込むことが難しいと判断した後期高齢者に対し、その同意を得て、患者や家族とともに、終末期の診療方針を十分話し合い、内容を文書にまとめた場合に算定される。具体的には、後期高齢者が終末期を迎えた時に「終末期の判断」や「終末期医療における希望事項（Living Will：リビングウィル）」という書類を作成する。前者には、診断名、病状、治療効果が期待できないと判断する理由などが記載され、後者には、輸血、経管栄養や人工呼吸器などを使うかの希望が記載されるが、話し合いの内容は、主に延命治療の希望の有無だ。

入院中の後期高齢者の場合には、病院の主治医や看護師が連続して一時間以上にわたり話し合った場合に算定できる。在宅療養中の後期高齢者については、訪問する医師や看護師が算定でき、報酬額は、患者一人につき一回二〇〇〇円（二〇〇点）だ。ただし、算定できるのは一回限りで、文書は何度作り直しても同額となる。入院中の高齢者については退院時または死亡時に、在宅の高齢者については死亡時にそれぞれ病院に支払われる。

後期高齢者終末期相談支援料の問題点

多くの場合、医師と家族は、終末期になって延命治療をしないということで合意するだろう（ただし、延命治療をするという合意でも、相談支援料は支払われる）。患者が終末期を迎えた時にリビングウィルの書類を作成する仕組みそのものは否定しないが、それはあくまでも本人の自己決定に委ねられるべきだし、終末期の患者は後期高齢者に限らないのに、後期高齢者のみに導入された点で問題がある。しかも、この「自己決定」なるものが曲者だ。認知症の患者など、的確に自分の意思を伝えられない人も多く、延命治療拒否を固く決意している人は別として、多くの高齢者の意思は揺れ動くのが通常だからだ。

厚生労働省の事務連絡（「後期高齢者終末期相談支援料の取扱いについて」二〇〇八年四月二八日）には「患者に意思の決定を迫ってはならず」とあるが、終末期医療や延命治療には多額の医療費が必要といわれれば、家族に迷惑をかけたくないとの気持ちから、また医療費がかかって国の財政が大変だとの気持ちから、延命治療拒否へと誘導される高齢者が多いと予想される。いわば強いられた「自己決定」だ。とくに、いま後期高齢者と呼ばれる高齢者の多くは、戦前・戦時中に軍国主義教育を受け「御国のために死ぬ」ことを教え込まれた世代だ。七五歳以上の高齢者に限定して、こうした制度を導入すれば、事実上の延命治療拒否の勧奨、つまりは「安楽死」の勧めになることは容易に想像がつく。

後期高齢者終末期相談支援料の創設と、その背後にある、回復の見込みのない高齢者の「安楽死」への誘導の意図は、一九三〇年代後半から第二次世界大戦中にかけて、ナチス・ドイツが行った「安楽死計画」を想起させる。ヒトラー率いるナチスは、ユダヤ人の大量虐殺（ジェノサイド）を行う前に、独自の優生思想にもとづき、ドイツやその占領地域において、回復の見込みのない高齢者のみならず、認知症や虚弱な高齢者、精神障害者、知的障害者などを「安楽死」の名目で、ガス室に送り込み虐殺した。その数、数十万人といわれているが、正確な実態はいまだに不明である。それが原因かどうかは不明だが、ドイツでは、現在でも、他の先進諸国に比べ、障害者が少ないといわれている。

日本でも、第二次世界大戦中に、障害者は「穀潰し」といわれて差別され、座敷牢に押し込められ、軍部から、いざという時は、国の迷惑にならないように自殺せよと青酸カリを渡されていた人もいる。高齢者や障害者に対して社会が不寛容になる時は、戦争の足音が聞こえる時だ。戦争を行う国は、高齢者や障害者のみならず万人の命を粗末にする国だからだ。後期高齢者終末期相談支援料、さらには後期高齢者医療制度そのものに、「後期高齢者よ、医療費削減のため早く死んでくれ！」という厚生労働省官僚や政治家のメッセージを読み取り、戦慄を覚えたのは筆者だけではないだろう。

支援料は「凍結」ではなく「廃止」を！

実際、こうした非人道的で、後期高齢者のみを対象とするという意味で差別的な後期高齢者終末期相談支援料に対しては、全国から批判が続出した。当事者である高齢者の多くが、筆者のように戦慄を覚え、国から見捨てられたと思ったに違いない。ただですら差別的な「後期高齢者」という名称に「終末期」をくっつけたネーミングも最悪だった。

さすがに、厚生労働省もまずいと思ったのか、二〇〇八年五月には、舛添厚生労働大臣が、相談支援料の算定の一時中止を検討する考えを示し、診療報酬の検討を行う中医協も、見直しの方向で検討に入った。その結果、二〇〇八年六月の中医協総会において、二〇〇八年七月から後期高齢者終末期相談支援料の算定を凍結することが了承され、厚生労働省保険局医療課長から各都道府県担当課あてに通知が出された（「後期高齢者終末期相談支援料等の凍結について」二〇〇八年六月三〇日）。

中医協で合意された診療報酬の点数項目が、現場での運用状況を検証することなく、改定後わずか三カ月で凍結されるのは異例である。それだけ医療現場や高齢者の反発が強かったわけだが、あくまでも一時凍結であって、先の通知では、凍結解除の日は、現時点では定められていないとされているものの、中医協の診療報酬改定結果検証部会での検証を経たうえで、早ければ、二〇〇九年四月から相談支援料の算定が再開されるともいわれている。しかし、前述したように、高齢者差別と戦争国家につうじる思想をひめた後期高齢者終末期相談支援料は、凍結ではなく、廃止すべきだろう。

5 医療難民・介護難民化する高齢者——療養病床の削減・廃止

療養病床の削減・廃止計画の問題点

以上のような診療報酬の操作による後期高齢者の医療の制限にとどまらず、医療費抑制のために、療養病床の削減が行われている。入院できる病院をなくしたり、減らしてしまえば、医療費が大幅に削減できるからだ。後期高齢者終末期相談支援料の算定は凍結されたが、高齢者の入院医療を大きく制限する療養病床の削減・廃止計画については、多くの批判にもかかわらず、いまだに凍結・撤回されていない。

前述のように、療養病床に入院している医療の必要性の低い患者については、老人保健施設など介護施設で対応するという方針のもと、医療制度改革関連法の一環として介護保険法が改正され、二〇一二年三月末で、介護保険適用の療養病床（介護療養型医療施設）一三万床を廃止することが決まっている（第2章参照）。また、医療保険適用の療養病床についても、二五万床を二〇一二年までに一八万床（当初案は一五万床）に削減することが目標とされ、国の指示を受けて、各都道府県で療養病床の削減計画が作成されている。

厚生労働省は、療養病床削減の根拠として、日本の入院患者の平均在院日数が諸外国に比べて長いという論拠をあげているが、諸外国の統計には、日本の療養病床のような慢性期病床は含まれておらず、急性期だけみれば、日本の平均在院日数はむしろ短い。

また、療養病床には医療の必要性が低い患者が多いことの根拠とされた、厚生労働省の「慢性期入院医療実態調査」（全国の病院へのアンケート調査。二〇〇五年一一月に中医協に提出）にも問題がある。同調査では、「医師による直接医療提供頻度」の項目の「医師の指示の見直し」の頻度を問う設問が、報告段階では「医師の対応」の頻度に変えて集計され、その結果、医師による直接医療提供が「ほとんど必要なし」の人が、約半数（医療型四八・八％、介護型五〇・一％）を占めるに至ったという（安藤高朗「医療難民・介護難民はこうすれば解決できる！」前掲『医療崩壊はこうすれば防げる！』参照）。しかし、「医師の指示の見直し」とは、患者の状態をみて薬を変えるかどうかといった診療方針の変更を意味するもので、決して医師が診察しないということではない。そもそも、医師の診察など直接医療提供頻度が少ないのは、療養病床の人員体制が手薄なため、医療の必要性はあっても放置されている可能性もある。

以上のように、療養病床の削減・廃止計画には、その根拠に疑問があるうえ、患者の実態を無視し、医療費抑制の観点からのみ決められた机上の計画だったため、計画自体に無理があった。実際、各都道府県の療養病床の削減計画をみると、計画作成中の新潟、奈良、佐賀の三県を除く四四都道府県の計画数の合計は、国の目標より三万床多い約二一万床となり、三県分を加えると二二万床になる見通しだ。そのため、厚生労働省も、医療型療養病床を一八万床まで削減する計画を修正し、二二万床程度の存続を認めざるをえなくなった。しかし、療養病床の削減は、平均在院日数の短縮など、厚生労働省が進めている医療制度改革の柱であるため、同省は療養病床の削減・廃止の方針は変えていない。

療養病床削減・廃止の影響

とはいえ、介護型療養病床の受け皿とされている老人保健施設など介護施設への転換・整備は進んでいない。高齢化が進む中、家族の介護力は大きく低下しており、在宅の医療・介護サービスは量・質ともに手薄なため、在宅介護・療養はかなり難しい。厚生労働省の調査でも、自宅で日中と夜間の両方、またはいずれかで介護できる人がいないと回答した療養病床の入院患者は六割にのぼる。このままでは、療養病床の削減・廃止で、行き場を失う「医療難民・介護難民」が出てくる懸念はぬぐいきれない。

いや、地域によっては、すでにそうした事態が生じている。たとえば、二〇〇六年三月、北海道根室市で唯一の療養型病院「根室隣保院附属病院」が、介護型療養病床の廃止が決まり、経営の見通しがたたなくなったとして突然閉院となった。閉院宣言（二〇〇六年二月）の当時、入院していた五七人の患者のうち、医療機関に転院できた患者は二一人、介護施設にも入れず在宅療養を余儀なくされた患者は、東京などに引き取られた人も含めて一四人、急激な環境の変化の結果、閉院後三カ月の間に、五人の患者が亡くなったという（矢吹紀人「誰もが『医療難民』になる時代がやってきた」『週刊金曜日』二〇〇六年七月二八日号）。

この事例でもわかるように、療養病床に入院している虚弱な高齢者の場合、療養病床が廃止され退院となった時点で、急激な環境の変化により（精神的な打撃も大きいだろう）、ほどなく死亡する人が増えることが予想される。その意味では、目にみえる形での医療難民・介護難民の発生は社会問題化するほどにはならないかもしれない。しかし、これは、ある意味で、療養病床削減による虚弱な高齢者の国家的殺人ともいえ、前述のナチス・ドイツの「安楽死」計画につうじる側面がある。筆者は、厚生労働省が唐突に療養病床の削減・廃止を打ち出してきたとき、直観的に、政府・厚生労働省は、医療費抑制のため、虚弱な高齢者を殺す気ではないかと感じたが、そう感じた医療関係者も多いはずだ。

受け皿はあるのか？

厚生労働省は、療養病床の削減・廃止と患者の退院後の受け皿となる在宅療養の充実と称して、二〇〇六年の診療報酬改定で、新たに在宅療養に関して二四時間体制で中心的な役割を担う在宅療養支援診療所を設け、診療報酬上高い評価を与えた。しかし、在宅療養支援診療所の設置は地域差が著しく、受け皿としてはとうてい十分とはいえない。そもそも、過疎地域では、在宅療養を担う医師が絶対的に不足している。

また、厚生労働省は、廃止される介護型療養病床の転換支援策として、介護療養型老人保健施設（いわゆる転換型老健）の新設を打ち出したが、介護型療養病床に比べて介護報酬が低く、医師や看護・介護スタッフを減らさないと病院側は大幅な赤字となるため、切り

図表16　介護療養病床、介護療養型老人保健施設などの比較

		患者100人に対して			
		介護療養病床		介護療養型老人保健施設（新設）（介護4:1の場合）	老人保健施設
		現在の基準（9割以上の施設）	実際の配置		
医　師		３人以上	5.5人	１人＋α	１人以上
看護職		17人以上	27.8人	17人以上	10人以上
介護職		25人以上	31.3人	25人以上	24人以上
基本施設サービス費	１日当たり	1322単位	1322単位	1073単位	990単位
	１月当たり	41万1500円	41万1500円	33万4000円	30万8200円

（注）　基本施設サービス費は、要介護５、多床室入所の場合。また、１単位＝10.24円で計算して、１カ月当たりの報酬額を算出。すべての施設に共通する加算は考慮していない

（出所）『週刊東洋経済』（2008年８月２日号）44頁。一部修正

替えは進んでいない（図表16）。かりに転換しても、転換型老健では、医療の人員配置が手薄なため、患者の容体が急変した場合には、一般病床に転院する必要が出てくる。

さらに、療養病床の削減は、救急（急性期）医療までも立ちゆかなくさせる。医療技術の進歩により、救急病院で命をとりとめることができる患者が増えるとともに、慢性期の重症患者も増えており、救急病院からの搬送先として療養病床の重要性が増している。療養病床は、救急病院での治療後の後方支援先として重要な役割を担っているわけだ。にもかかわらず、療養病床が削減されていけば、救急病院からの患者を受け入れる医療機関がなくなり、三次救急、二次救急の病院のベッドが十分に回転せず、患者の「たらい回し」問題が深刻化することが懸念されている（安藤・前掲

「医療難民・介護難民はこうすれば解決できる！」参照)。

医療現場の荒廃

何よりも深刻な問題は、療養病床の削減・廃止や度重なる恣意的な診療報酬改定により、厚生労働省に対する信頼が失われ、医師・医療従事者と医療機関経営者の活力が急速に低下し、医療現場の荒廃が進んでいることだ。

とくに療養病床については、もともと、厚生労働省は積極的な増設を医療機関に働きかけていた。前述のように、介護保険法施行と同時に創設された介護型の療養病床（介護療養型医療施設）は、診療報酬が引き上げられない中で、一般病床だけでは苦しい経営を迫られていた医療機関の生き残り策でもあった（実際、介護型療養病床を増やす医療機関も多かった）。都道府県でも介護保険事業計画において増設を予定している自治体も多かった。それが、すでに第三期の介護保険事業計画の作成がほぼ終了した二〇〇六年になって、急に介護型療養病床の廃止が決まったのだ（第2章参照）。医療関係者にとっては、まさにはしごをはずされた恰好で、これに後期高齢者医療制度の混乱が加わり、医療関係者の厚生労働省への不信は頂点に達したといってよい。

前述の後期高齢者診療料を算定しない医師の増大にみられるように、これまでわりと厚生労働省に従順だった医師の多くも、それに従わなくなった。それほど、医療関係者の後期高齢者医療制度、さらには厚生労働省への不信は根強い。それが医師・医療従事者のやる気をくじき、医療現場では無力感すら漂いつつある。

厚生労働省は、療養病床の削減により、二〇一二年度時点で、二〇〇五年度比四〇〇〇億円の医療費が削減されるとしているが、医療費全体（年間約三三兆円）からみれば一・二％程度（高齢者医療費約一一兆円からみても三・六％程度）にすぎない。一方で、療養病床の削減の影響は甚大で、医療現場では、医療難民・介護難民化（もしくは死亡）する高齢者の増大、深刻な医療荒廃と社会的弱者の生命の危機が現実化しつつある。私見では、療養病床の削減・廃止は即座に撤回し、むしろ増設をはかっていくべきと考える。

第5章 支援金負担とメタボ健診——高齢者だけの問題ではない

前章までは、後期高齢者医療制度の問題点についてみてきたが、後期高齢者医療制度は、当事者である高齢者だけでなく、現役世代にも支援金負担の増大や特定健診・特定保健指導による健康増進の強制（生活習慣病の自己責任化）など、深刻な影響をもたらしている。本章では、高齢者だけの問題にとどまらない、これらの影響について考察する。

1 現役世代の負担増

後期高齢者支援金などの負担増

まず、現役世代も後期高齢者支援金などの負担が増大しているという問題がある。

前述したように、後期高齢者医療制度では、老人保健制度の各医療保険者の拠出金が後期高齢者支援金となり、支援金の負担割合は、一割分が七五歳以上の後期高齢者から新たに徴収する保険料負担に置き換えられたため、従来の五割から四割に減少した。当然、現役世代が保険料という形で負担している支援金は、老人保健拠出金に比べ減少し、現役世代の負担も軽くなるはずであった。

しかし、現実にはそうはならず、むしろ従来の老人保健制度のときよりも、多くの現役世代の負担は増大した。後期高齢者支援金の負担割合が減ったとはいえ、高齢者医療費の増大にともない支援金額も増え、それに健康保険加入者には、前期高齢者納付金の負担が加わったからだ（第1章参照）。さらに退職者医療制度の存続による退職者医療拠出金も加わり、健康保険加入者は、いわば「三重苦」の負担を強いられることとなった。

支払基金（社会保険診療報酬支払基金）が発表した、二〇〇八年度の後期高齢者医療支援金の徴収額決定状況によれば、後期高齢者支援金の合計額は四兆三五二三億円で、内訳は政管健保が一兆三一一二億円、健康保険組合が一兆一二四九億円、市町村国民健康保険が一兆四二五一億円などであったが、健康保険組合については、二〇〇八年四月から、後期高齢者支援金をはじめとする拠出金が、前年度より四三〇〇億円増えて約二兆七〇〇〇億円に達し、一四一の健康保険組合が保険料率を引き上げたという（健康保険組合団体連合会調べ)。四三〇〇億円のうち二五〇〇億円は高齢者医療費の自然増によるもので、一四〇〇億円は、前期高齢者納付金の負担分である。

こうした負担増により、一五〇二健康保険組合のうち、二〇〇八年度赤字見込みの組合は約九割(一三三四組合)に達し、保険料引き上げに踏み切らざるをえない組合が続出、なかには本来の保険事業に支障をきたす組合も出てきている。たとえば、日本生協健康保険組合では、拠出金の総額は、二〇〇八年度は、二〇〇七年度比三三億円増(三二%増)の一三六億円で、何と保険料収入の五割を超え(四二億円の赤字)、保険事業が立ちゆかなくなる懸念が報告されている(鈴木蔵人「一挙に増えた支援金と負担の実態」『隔月刊 社会保障』二〇〇八年初夏号)。また、西濃運輸健康保険組合(従業員と扶養家族五万七〇〇〇人)は、高齢者医療の負担金の増大(年間で約二二億円増、前年比六二%増)で、解散し、政管健保に移った(『毎日新聞』二〇〇八年八月二一日)。

結局、後期高齢者医療制度の創設など一連の医療制度改革で、負担が減少し恩恵を受けたのは国民健康保険の加入者ということになる。国民健康保険は約五一〇〇万人の加入者のうち、七五歳以上の後期高齢者が九二〇万人、六五歳から七四歳までの前期高齢者が一一〇〇万人にのぼり、高齢化率が高く、財政赤字のところが多かったが、後期高齢者は後期高齢者医療制度へと移り、前期高齢者については、前期高齢者医療費の調整制度によって、健康保険組合などから交付金が支給されるようになったため、厚生労働省の試算では、国民健康保険全体で八〇〇〇億円の負担軽減効果があったとされている。

一連の医療制度改革の目的が、市町村国民健康保険財政の立て直しにあったこと（政府・厚生労働省がしばしば口にする「国民皆保険の維持」とはこの意味だ）からすれば当然といえるが、実は同保険も、次にみる特定健診・特定保健指導の実施率によっては、将来的に後期高齢者支援金の負担が増えていく可能性が高い。それを見越してか、今回の制度変更に便乗して、保険料を引き上げる市町村国民健康保険が相次いでいる。

世代間の分断・対立をあおる仕組み

ところで、市町村や広域連合関係者向けに書かれた「後期高齢者医療制度のバイブル」とまでいわれている、先の土佐和男氏の編著になる『高齢者の医療の確保に関する法律の解説』（法研、二〇〇八年、以下「土佐・解説」と略）によると、これまでの老人保健制度では「拠出金の中で現役世代の保険料と高齢者の保険料は区分されておらず、現役世代と高齢世代の費用負担関係が不明確」（二八頁）であることが問題として指摘されている。そして、後期高齢者医療制度は「高齢者の保険料と支え手である現役世代の負担の明確化を図る」（三六頁）ことを目的とし、そうした負担の明確化が同制度のメリットのひとつとされている。

実際、後期高齢者医療支援金については、現実にどれだけ負担したかが個人レベルでもわかるよう、健康保険などに加入している給与所得者であれば、給与の明細表に「特定保険料○円、うち後期高齢者医療制度支援金○円」と表示され、支援金部分が本来の医療保険料（一般保険料）と明確に区別されている。国民健康保険の加入者でも、これまで老人保健制度拠出金は本人の「医療分」に混入していたものが別表示となり、保険料の通知書には「後期高齢者支援金分」という項目が立てられている。

しかし、よく考えてみると、こうした負担割合の明確化は、現役世代と高齢者世代との間に対立を持ち込む危険がある。現役世代が給与明細表などで支援金の額をみて「こんなに払っているのか」と反発することになりかねないからだ。しかも、特定保険料という名称だが、全く給付に反映しない負担金だ（したがって、保険料という名称は形容矛盾であることは前述した。第1章参照）。老人保健制度では、高齢者は籍を国民健康保険や健康保険に残していたので、かろうじて、健康保険や国民健康保険の拠出金は、加入者（高齢者）への支援という説明がついた。しかし、後期高齢者医療制度では、後期高齢者は国民健康保険や健康保険などから完全に離脱しており、加入者でもない人に、なぜ保険料という名の多額の支援金を払わねばならないのかという不満が噴出することは避けられない。

結局、後期高齢者支援金は、社会保険の原理では説明できない負担金であり、それなら最初から保険料ではなく目的税でやるべきだろう。後期高齢者医療制度における負担割合の明確化は、現役世代と高齢者世代の分断や対立に結びつきやすい仕組みという意味では、後期高齢者医療制度のメリットとはいいがたい。

現役世代vs高齢者世代の単純図式からの決別を!

逆にいえば、後期高齢者医療制度は、現役世代と高齢者世代の分断と対立をあおるために、負担割合の明確化をはかったともいえる。

「分断して支配せよ」は、かつての古代ローマ帝国の支配の鉄則であった。ローマ帝国は、属州と呼ばれる広大な支配地を効果的に統治するために、現地人同士をいがみ合わせ分断することで、彼らが一致団結して、ローマの支配に反旗をひるがえすことのないように仕向けた。後期高齢者医療制度では、現役世代と高齢者世代とが意図的に分断され、相互にいがみ合わされ負担の押しつけ合いを強いられることで、批判の矛先が、前章でみたような後期高齢者医療制度の不公平な保険料負担の仕組み、さらには十分な負担能力がありながらそれに見合った負担をしていない高所得者や大企業に向くことのないように仕向けられているとはいえないだろうか。

マスコミでも、現役世代vs高齢者世代、現役世代が高齢者世代を支えるという図式はお決まりのものとなっている。しかし、そもそも、いまの高齢者も昔は現役世代だったわけで、ある一時期だけみて、年齢による区分をするのはおかしい。また、高齢者の中にも、現役世代の中にも、それぞれ働いている人や働いていない人がおり、大きな所得格差が存在する。所得の高い者が多く負担し、所得の低い者は少なく負担し、前者が後者を支えるのが当然の形であり、社会保障の本来の負担のあり方だろう（第６章参照）。

2 特定健診・特定保健指導の問題点

特定健診・特定保健指導の本末転倒の目的

つぎに特定健診・特定保健指導の問題がある。具体的には、第一に、特定健診・特定保健指導の実施主体が医療保険者とされ、しかも、健診などの対象が、生活習慣病の予防に特化されているという問題がある。

前述のように、高齢者医療法にもとづき、二〇〇八年四月から、従来の老人保健法の基本健診は廃止されて、糖尿病などの生活習慣病の予防に特化した特定健診・特定保健指導が、各医療保険者に義務づけられた（第1章参照）。このことは、これまでの健診など保健事業の大転換を意味している。というのも、憲法二五条二項は「国は、すべての生活部面について、社会福祉、社会保障及び公衆衛生の向上及び増進に努めなければならない」と規定しており、その趣旨から、住民の健康維持とそのための健診など保健事業は、公衆衛生施策として、国（この場合は、地方公共団体も含む）の基本的な責務とされてきたからである。従来の老人保健法にもとづく保健事業も、地方公共団体である市町村が実施主体となっており、全住民を対象に行っていた（なお、サラリーマンなど被用者については、労働安全衛生法にもとづき、会社〔事業主〕の責任で定期健診などが実施されている）。

高齢者医療法は、こうした公衆衛生の地方自治体中心主義を放棄するもので、いわば健康の担い手が、市町村・事業主から医療保険者に変わったといえる。市町村国民健康保険の場合は保険者が市町村であるため、これまでどおり実施主体は市町村となるものの、健診など保健事業に対する公的責任が後退する懸念がある。たとえば、夫の被扶養になっている主婦は、居住している身近な市町村での健診ではなく、夫の会社が所属する健康保険組合の健診を受けることになり、健診場所が遠くなるなど、アクセスが悪くなる。医療保険者に義務づけられていない保健事業については、市町村が後述の健康増進法にもとづいて行うとされているが、健診が抜けた分、保健事業の水準が後退することは避けられない。

さらに問題なのは、特定健診・特定保健指導は、生活習慣病の予防の徹底により、二〇一五年度までに、生活習慣病患者・予備群を二五％減少させ、医療費を削減することを目的に導入されたことだ（第1章参照）。従来の健診ではさまざまな病気の早期発見が目的であったのに対して、特定健診・特定保健指導では、生活習慣病患者・予備群、とくにメタボリックシンドロームと糖尿病患者の削減が目的とされ、特定健診が特定保健指導の対象者をセレクトするための位置づけを与えられている（図表17）。特定健診・特定保健指導の対象が生活習慣病に限定されているのもそのためだ。

つまり、健診の目的が、国民の健康保持ではなく、医療費の削減に置かれているわけで、このことは、前述のように、「国民の老後における健康の保持と適切な医療の確保を図るため、疾病の予防、治療、機能訓練等の保健事業を総合的に実施する」という老人保健法の目的条項（一条）の文言が、高齢者医療法一条では「医療費の適正化を推進するための計画の作成及び保険者による健康診査等の実施に関する措置を講ずる」に変えられたことからも明らかである。特定健診・特定保健指導のこの目的は、医療費抑制を国民の健康保持に優先させる、もしくは国民の健康保持を医療費抑制の手段とみなすという意味で、健診など保健事業の本来の目的から大きく逸脱しており、本末転倒といえる。

図表17　保険者による健診・保健指導の実施(2008年度施行)

医療保険者に特定健診の実施を義務付け

対象者：40～74歳の医療保険加入者
約5,600万人

↓

一定の基準に該当する者

対象者：約34％
・メタボリックシンドロームの該当者・予備群1,960万人等

↓

医療保険者に特定保健指導の実施を義務付け

↓

生活習慣病のリスク要因の減少

↓

生活習慣病に起因する医療費の減少

医療保険者による後期高齢者支援金の加算・減算

2013年度より、後期高齢者支援金について、以下の項目の目標達成状況をもとに加算・減算

○項目
- 特定健診の実施率（データ管理率）
- 特定保健指導の実施率
- メタボリックシンドロームの該当者・予備群の減少率

（出所）土佐・解説84頁。一部修正

特定健診の診断基準の問題

第二に、特定健診について、その診断基準の問題がある。

前述のように、特定健診は俗にメタボ健診ともいわれ、主にメタボリックシンドローム（症候群）の対策のための健診として位置づけられている（第1章参照）。メタボリックシンドロームとは、内臓脂肪型肥満に高血糖・高血圧・高脂血症のうち二つ以上を合併した状態をさす。単独でもリスクは高いが、これらが重なると、相乗的に動脈硬化性疾患の発生頻度が高まるため、予防・治療の対象とされてきた。

このメタボリックシンドロームの診断基準となる数値については、厚生労働省が、二〇〇六年五月に発表している。これは二〇〇五年に『日本内科学会誌』に、日本肥満学会や日本糖尿病学会などの連名で発表された数値で、ウエスト周囲径（腹囲）は、男性八五センチ以上、女性九〇センチ以上、かつ血圧、脂質、血糖値のそれぞれについて定められた基準（たとえば、血圧だと、最高一三〇 mmHg 以上または最低八五 mmHg 以上）の一つ以上に該当すれば予備軍、二つ以上に該当すれば、メタボリックシンドロームとされる。この厚生労働省の発表後、新聞やテレビでも、連日、メタボリックシンドロームが話題となり、「メタボリックシンドローム」という言葉は、二〇〇六年度の流行語大賞まで獲得した。

しかし、この基準は、世界的にみると、ウエスト周囲径が、男性が女性より小さいのは日本だけなど奇妙な点が多く、二〇〇七年六月には、国際糖尿病連合から、日本のウエスト周囲径の基準は「男性九〇センチ、女性八〇センチ」が妥当との修正まで加えられている。確かに、男性でウエスト周囲径が八五センチ以上という基準は、日本の中年男性であれば、半分ぐらいの人が該当する可能性があり、妥当性に疑問がわく。実際、四〇歳から七四歳までの人で特定健診に含まれるすべての項目を受診した五万人強の人について、大櫛陽一東海大学教授が行ったシミュレーション結果によると、男性の九四％、女性の八三％が、特定健診のいずれかの診断項目で異常となることが判明し、病院通いを促される受診勧告者は、男性五九％、女性四九％で、総数は三〇六〇万人に達するという（大櫛陽一『メタボの罠――「病人」にされる健康な人々』角川SSC新書、二〇〇七年）。

いくらなんでも、平均寿命世界一を誇る日本人の四〇歳から七四歳までの半数以上が、メタボリックシンドロームで、医療機関を受診しなければならないほど健康状態が悪いとはとても考えられない。特定健診の診断基準がおかしいというほかない。にもかかわらず、厚生労働省は、国内外から批判を受けている基準を修正することなく、二〇〇八年四月から実施されている特定健診の診断基準として使い続けている。

つくりだされる病人

では、なぜ、厚生労働省は、この診断基準を使い続けているのか。そもそも、医療費抑制を目的にしながら、なぜ医療機関の受診勧告者を増やすような基準を用いるのか。考えられるのは、厚生労働省と製薬会社などとの癒着である。

メタボリックシンドロームと判定される人が増えれば、それに対応する形で、たとえばコレステロール低下薬などの医薬品の売り上げが伸び、製薬会社が儲かることになる。そのために、多くの人が該当する診断基準を維持する必要があるわけだ。製薬会社と厚生労働省との癒着は、度重なる薬害事件で、その弊害が指摘されているにもかかわらず、いまだに厚生労働省官僚の製薬会社への天下りが残るなど根強い。メタボリックシンドロームのウエスト周囲径の基準をつくった日本肥満学会の理事長を務めた人物が大阪大教授であった時期に、製薬会社から多額の寄付金を受けていたことが明らかになっており（大櫛・前掲書）、今回の特定健診の診断基準の設定についても、製薬会社と厚生労働省との間に何らかの癒着があったことが疑われる。

製薬業界にとどまらず、健康産業の業界も、特定健診・特定保健指導の実施に色めき立っている。日本の健康産業は、国民の健康への関心（健康不安というべきか）の高まりによって、大きく市場を拡大してきたが、今回の特定健診の対象者は約五六〇〇万人、特定保健指導の対象者は約一九〇〇万人と推計され、フィットネス機器や低カロリー食などの食品に加え、ITを使った健診や保健指導システムなどの新ビジネスが期待されている。矢野経済研究所の試算では、医療費を含めた、いわゆる「メタボ市場」は七・五兆円にのぼるとみられている（瀧井宏臣「長寿（後期高齢者）医療制度、診療報酬改定、メタボ健診」『現代農業／医療再生』二〇〇八年八月増刊号）。

もっとも、介護保険制度の導入のときにも、介護市場四兆円などといわれ、新ビジネスと期待されたが、結局は、介護報酬の度重なる引き下げによって、介護ビジネスなるものはもろくも崩壊したことは前述したとおりだ（第3章参照）。今回のメタボ市場も、どれだけ新ビジネスとして有望かは未知数だが、少なくとも、特定健診により「病人」とされる人が増えれば、健康産業が売り上げを伸ばしてはいける。

特定健診・特定保健指導の実施率は達成できるのか?

第三に、特定健診・特定保健指導の実施率が目標値に達しない場合には、後期高齢者支援金が増額されるというペナルティが課せられるため、とくに市町村国民健康保険が多大な負担に苦しむことが予想される。

国（厚生労働大臣）は、特定健診・特定保健指導の適切かつ有効な実施をはかるための基本指針を定め、それに即して、各医療保険者は、二〇〇八年四月より五年を一期とする特定健康診査等実施計画を定めることとされている。そして、この実施計画に、特定健診・特定保健指導の実施率の目標値が掲げられる。目標値の参酌基準は、国が基本指針の中で示しており、たとえば、二〇一二年までの保険者別の参酌基準は、特定健診の実施率で、健康保険組合や政管健保で七〇％、市町村国民健康保険で六五％、特定保健指導の実施率は一律四五％、メタボリックシンドロームの該当者および予備群の減少率は一〇％とされている（図表18）。特定保健指導はともかく、特定健診の実施率の目標値は、かなり高めだ。

そして、前述のように、特定健診・特定保健指導のこれらの目標値の達成状況を、計画期間の中間年である二〇一二年に検証し、達成状況が悪ければ、保険者が負担する後期高齢者支援金が一一〇／一〇〇の範囲で増額されるというペナルティが課せられる（第１章参照）。つまり最大で後期高齢者支援金が一〇％増額されるわけだ。

労働安全衛生法で、事業主の定期健診が義務づけられている健康保険などの被用者保険では、その定期健診をもって特定健診を受けたとみなされるので、実施率の達成は難しくはないだろう（逆に支援金が減額されるかもしれない）。問題は、市町村国民健康保険で、

図表18　目標値の参酌標準（特定健康診査等実施計画）

（1）全国目標

項　目	2012年標準（案）	2015年目標値	設定に当たっての考え方
①特定健康診査の実施率	70%	80%	2004年国民生活基礎調査によれば、過去1年間に何らかの健診を受けた者は60.4% 5年間で100%を目指すべきという考え方もありうるが、どうしても健診を受けられない環境にある者、受診を希望しない者等も考えられることから、80%程度で頭打ちになると仮定
②特定保健指導の実施率	45%	60%	モデル事業等から保健指導による改善率を設定し、2015年に政策目標の25%の減少率を達成するために、2012年時点及び2015年時点で必要な実施率
③メタボリックシンドロームの該当者及び予備群の減少率	10%（2008年比）	25%（2008年比）	2015年時点で2008年に比べ25%減少という政策目標から、2012年時点の目標値を算出

※「③メタボリックシンドロームの該当者及び予備群」とは、8学会の基準に合致する者だけではなく、腹囲が基準以上で血糖値が高い者や、腹囲が基準以下でもBMIの値の大きい者も含む。

（2）保険者別の参酌標準（国が示す基準）

○　各保険者は、実施計画における2012年度の目標値を、国の基本指針が示す参酌標準に即して設定。
○　毎年度の目標値は、各保険者がそれぞれの実情を踏まえて、円滑に2012年の目標値に至るよう、設定。

<table>
<tr><th>項　目</th><th>全国目標</th><th colspan="3">参酌標準（案）</th><th>設定理由等</th></tr>
<tr><td rowspan="4">①特定健康診査の実施率</td><td rowspan="4">70%</td><td rowspan="2">単一健保
共済</td><td>被扶養者比率が25%未満※</td><td>80%</td><td rowspan="4">被保険者分については、保険者の種別で3区分し（被扶養者は分けない）、それぞれの目標実施率を各保険者における対象者数（推計値）に乗じて（加重平均値を基礎に）算定</td></tr>
<tr><td>被扶養者比率が25%以上※</td><td>当該保険者の実際の被保険者数・被扶養者数で算出</td></tr>
<tr><td colspan="2">総合健保
政管（船保）
国保組合</td><td>70%</td></tr>
<tr><td colspan="2">市町村国保</td><td>65%</td></tr>
<tr><td>②特定保健指導の実施率</td><td>45%</td><td colspan="3">45%</td><td>健診の場合の事業主健診のような実施率に影響する明確な要因はない</td></tr>
<tr><td>③メタボリックシンドロームの該当者及び予備群の減少率</td><td>10%</td><td colspan="3">10%</td><td>保健指導実施率の目標を一律とすることとあわせ、保健指導の成果である該当者及び予備群の減少率も一律とするのが合理的</td></tr>
</table>

※単一健保・共済の中でも、被保険者・被扶養者の構成が平均的な割合と大きく異なる保険者（被扶養者比率の高い保険者）は、その比率に即した参酌標準とする。

（出所）土佐・解説97頁。一部修正

この目標値の達成はかなり難しいといってよい。住民健診に積極的に取り組んでいる兵庫県尼崎市でさえ、これまでの住民健診の受診率は二〇%にとどまっており、受診率が数%の市町村もある。多くの市町村にとっては、二〇一二年までに特定健診の実施率を六五%にするのは、まさに至難の業だ。また、健診費用は市町村が一部負担しなくてはならないうえに（国と都道府県が三分の一ずつ負担し、残りの三分の一を保険者である市町村が負担）、健診の自己負担も、各保険者の判断に委ねられており、自治体の財政事情によっては、従来の無料から有料化されるところも出ている。また、保健指導を行うとなると、電話やEメールなどで相談に応じられる体制を整備することが求められるから、実施機関である医療機関の方でも、かなりの経費を覚悟しなければならない。

かりに、健診の自己負担を補助して、勧誘活動を積極的に行い（それらにも、かなりの経費がかかるだろう）、加入者の多くが特定健診を受けたとしても、メタボリックシンドロームの該当者や予備軍の減少率の目標値が達成できるという保証はない。そして、達成できない場合には、二〇一三年度から、後期高齢者支援金が最大で一〇%も増額されることになる。

ただですら、地方交付税の減額や道路特定財源の欠損で、財政難にあえぐ市町村にとって、特定健診・特定保健指導の義務化と支援金の増額というペナルティは、かなりの痛手だ。このままでは、市町村国民健康保険の財政悪化が加速する可能性が高い。後期高齢者医療制度の創設を含めた医療制度改革の目的のひとつが、前述のように「国民皆保険の維持」つまり国民健康保険財政の立て直しにあったはずなのに、これでは全く逆効果だ。

健診記録の管理は適切に行われるのか?

第四に、医療保険者による特定健診・特定保健指導のデータ、いわゆる健診記録の管理が適切に行われるかという問題がある。

特定健診・特定保健指導を実施する医療機関は、健診等の費用の請求の際には、受診者の健診記録を添えて、レセプト請求をしなくてはならず、医療保険者は、健診記録とレセプトを突き合わせて、健診等の費用の支払いを行う。特定健診・特定保健指導を実施する医療機関の方でも事務作業は、これだけでもかなり煩雑となる。また、医療保険者には、健診記録の保存が義務づけられており、健診記録は電子データ化され、健診記録管理システムで一括管理される。そして、医療保険者のコンピュータの端末と回線で結ばれて、そこで健診記録の探索が可能となっている。

しかし、年金記録問題の例もあるように、各医療保険者において、こうした健診記録の継続的な管理が十分行われるのかが懸念される。とくに健診記録は、受診者の究極の個人情報だ。医療保険者のコンピュータの端末で簡単に健診記録を検索することができるとなれば、それが外部に流出する可能性も否定できず、その場合には、受診者の深刻なプライバシー侵害が生じる。また、健康保険など被用者保険の場合は、健診記録が労務管理に利用され、労働者の健康問題を理由とした解雇や配置転換などにつながるおそれもある。

3　国の負担と責任の軽減

医療費適正化計画の問題点

特定健診・特定保健指導と関連して、二〇〇八年四月から、各都道府県が医療費適正化計画を策定しているが、この計画にも問題がある。

前述のように、高齢者医療法にもとづく都道府県の医療費適正化計画には、生活習慣病対策と平均在院日数の短縮に関する政策目標、それを達成するための取組み内容、目標を達成した場合の医療費の見通しなどが盛り込まれ、計画策定から三年目の中間年（二〇一〇年）に、計画の進捗状況に関する評価を、計画終了年度の翌年度（二〇一三年度）に、計画の達成状況に関する評価を行い、評価の結果を踏まえて、都道府県の診療報酬の特例などの措置を講ずることができるとされている（第1章参照）。

しかし、政策目標が達成されたとしても、他のさまざまな要因のために、医療費が見通しどおりにならない可能性も、逆に政策目標が達成できなくとも医療費は見通しどおりになるという可能性も十分考えられる。そもそも、政策目標の達成と医療費の見通しとは、相互に一義的な関係にあるわけではなく、不確定要素が多い医療費の見通しを計画に盛り込むこと自体に無理がある。ましてや、計画達成状況に対する評価が、医療費適正化計画の見直しや診療報酬改定にどのように反映されるのかも不明確である（前述のように、特定健診・特定保健指導の実施率が数値目標に達しないなどの場合に、後期高齢者支援金の増額というペナルティが課されることは決まっているが）。

そもそも、本来は「国民の健康の保持の推進」（高齢者医療法八条四項）や「住民の健康の保持の推進」（同法九条二項）が目的となるはずが、それらが医療費の適正化（医療費の抑制）という目的に従属させられ、手段化している計画は、前述の特定健診・特定保健指導と同様、本末転倒といえる。結局、全国で最短の長野県の平均在院日数を目標に、地域の実情を無視した医療費抑制だけの計画となっている事例が多い。

都道府県単位の保険者の再編・統合

一方で、都道府県単位での医療費適正化計画の策定は、保険者の再編と称して進められている、都道府県を単位とした医療保険者の再編・統合の布石ともいえる。

医療保険者の再編についての政府の基本方針は、保険者の都道府県単位への再編・統合、言い換えると医療保険に対する国の運営責任と財政責任の縮小にあるといってよい。そうした方針のもと、先の厚生労働省の「試案」（二〇〇五年一〇月）では、政管健保の保険者を国から独立した公法人とし都道府県単位で財政運営すること、市町村国民健康保険についても、都道府県単位での広域化を推進することなどが打ち出され、政管健保の国一律の医療保険給付費の一三％の国庫負担を廃止し、都道府県ごとに格差をつけるという「国庫補助の配分方法の見直し」も提起されていた。財政面でも、市町村国民健康保険について、全体的な財政危機が進行しているにもかかわらず、二〇〇五年度から、都道府県の負担を入れて国庫負担の削減が行われた（第2章参照）。

そして、これらの構想は、医療制度改革関連法で具体化された。すなわち、二〇〇八年一〇月に、政管健保の運営が、政府（社会保険庁）から、全国単位の公法人（全国健康保険協会）へと移行し、各都道府県ごとに「支部」が設置された（第1章参照）。そして、健康保険協会では、年齢構成や所得水準の違いを調整したうえで、地域の医療費を反映した保険料率を設定するなど、都道府県単位の財政運営を行うこととされた。ただし、都道府県別の保険料率の設定については、協会設立後一年以内とされており、それまでは政管健保の保険料率（八・二％）が適用される。

さらに、小規模や財政窮迫の健康保険組合についても、運営の安定のため、都道府県を単位として業種にとらわれない合併が可能となる地域型健康保険組合の設立が認められている。結果的に、市町村国民健康保険の広域化も含めて、保険者の統合に向けての各都道府県の指導力が強まり、保険料の平準化や引き上げへの圧力が加速されるおそれがある。

都道府県単位の保険者の再編・統合により国の運営責任と財政責任は縮小し、それを名目に医療保険に対する国庫負担の削減が狙われているといってよい。政府・厚生労働省は、将来的には、いまは市町村が保険者となっている国民健康保険や介護保険も、都道府県単位の保険者（必ずしも都道府県そのものではなく、健康保険協会などの公法人、もしくは広域連合）に再編していくつもりなのだろう。後期高齢者医療制度において、広域連合が実施主体となっているのは、その実験として位置づけられているとも考えられる。しかし、前述したように、広域連合は壮大な無責任体制となる可能性があり（第3章参照）、後期高齢者医療制度そのものにも批判が大きく、この目論みは早くも頓挫しかかっている。今後の医療保険の保険者再編の方向は、不透明である（第6章参照）。

4 「老い」の否定と強制される健康

高齢者医療法に明記された国民の健康保持増進義務

最後に、これが最大の問題と思われるが、特定健診・特定保健指導など、高齢者医療法による国民への健康保持増進義務の強制と生活習慣病の自己責任化の問題がある。

すでに、二〇〇二年に成立した健康増進法にもとづき、厚生労働省の「健康日本21」プロジェクトが推進されている。「健康日本21」プロジェクトは「21世紀における国民健康づくり運動」という、戦時中の健康増進運動を思わせる副題をもち、詳細な数値目標が提示され、地域ぐるみの健康促進運動の推進がうたわれている。生活習慣病に関する特定健診・特定保健指導の義務化は、まさに、このプロジェクトを一歩進めたものともいえる。

もともと、糖尿病など生活習慣病は、従来は成人病といわれていた。成人なら誰もがかかる可能性のある疾患というニュアンスの「成人病」から、生活習慣に注意していれば防げるというニュアンスの「生活習慣病」へと変えられたのが一九九七年で、このころから、政府文書などでも、医療費抑制のための健康自己責任論が目立つようになる。

同年一二月に成立した介護保険法でも、その四条一項において「国民は、自ら要介護状態になることを予防するため、加齢に伴って生ずる心身の変化を自覚して常に健康の保持増進に努める」ことが明記された。この条文は従来の社会保障立法からすれば、かなり特異なものである。というのも、社会保障法の条文は社会保障の給付や受給権について規定するのが通常で、保険料負担義務はともかく、国民の予防義務や健康保持増進義務を条文化するという発想は、少なくとも介護保険法以前はなかったからだ。言い換えれば、要介護状態になったり、健康を害した場合に必要な給付を行い、憲法二五条にいう「健康で文化的な最低限度の生活」を保障するのが、社会保障の本来のあり方といえる。

健康自己責任論の流れは、小泉政権の時代にさらに加速し、二〇〇六年成立の先の高齢者医療法にも、二条一項において「国民は、自助と連帯の精神に基づき、自ら加齢に伴って生ずる心身の変化を自覚して常に健康の保持増進に努める」ことが明記されるに至った。後半の文言は、介護保険法四条一項と全く同じで、健康保持増進義務の強制という点でも、高齢者医療法（後期高齢者医療制度）が、介護保険法をモデルにしていたことがわかる。

「老い」を否定する健康保持増進義務

しかし、こうした健康保持増進義務の規定は、たとえば、介護保険であれば、要介護者は自立（この場合の自立も、人の手をかりず、身辺のことは自分でできるという、かなり狭い意味での「自立」観だが）に向かって努力すべきで、それが望ましいことであるという特定の人間観の押しつけといえる。

二〇〇五年の介護保険法の改正で制度化された予防給付と介護予防ケアマネジメントの考え方は、生活機能の低下の背景と原因を分析し、要介護者と計画作成者がともに目標に向けて取り組む目標志向の考え方が強調されている点で、こうした人間観の押しつけをさらに進めた。というのも、一方で、要介護の状態を受け入れ、何もしないでいることの方が、とくに高齢者にとっては精神の安定につながるという考え方も成り立つからだ。

しかも、要介護状態となるのは、ある意味で、生物としての人間の「老い」の当然の帰結といえ、たとえどんなに「健康の保持増進」に努めても、それが避けられない場合も多い（たとえば、突発的な事故や疾病に遭遇するなど）。要介護状態になった場合に「健康で文化的な最低限度の生活」を公的責任で保障していくのが、本来の介護保障であるはずなのだが、要介護状態になったことがあたかも本人の自己責任であるかのようにいい、その予防を、さらに健康保持増進を、国民の義務とし法定するのは、人間の自然な「老い」そのものを否定する思想にほかならない。

「老い」を否定する思想は、同時に「老いた人」や「不健康な人」を差別し、排除（極端な場合には抹殺）する思想であり、こうした思想が、後期高齢者医療制度に内在していることは前述したとおりだ（第4章参照）。特定健診・特定保健指導は、この思想を現役世代にも持ち込む形で制度化したものといえる。

健康増進運動の弊害

そもそも、医療費抑制のために国民に健康保持増進義務を課し、健康増進運動を推進するという考え方は、国民の健康の保持という目的を医療費抑制という経済的目的に従属させることを意味する（目的の手段化といってもよい）。これは、戦時中に、戦争遂行の目的で、国民の健康増進運動が展開されたことと酷似している。

日本の重要な社会保険立法は、戦時期の数年間につくられたが、それは戦費調達のために国民から保険料を徴収するとともに、健康で強い兵隊をつくる目的も有していた。何よりも、当時の厚生省自体が、国民体力の向上を主な目的に設立されたものであった。内務省社会局から独立して厚生省が設立された一九三八年は、とくに疲弊が激しかった農村部の医療体制を整えるための国民健康保険法とともに、戦争目的のために、物資・人員を動員できる国家総動員法が制定された年でもあることを想起されたい（詳しくは、伊藤周平『権利・市場・社会保障——生存権の危機から再構築へ』青木書店、二〇〇七年、第3章参照）。政府・厚生労働省が、後期高齢者医療制度は、その維持のために必要だとしきりに強調する「国民皆保険」という言葉も、実は、当時の「国民皆兵」のもじりであった。

メタボリックシンドローム撲滅運動など、高齢者医療法や健康増進法にもとづいて進められている健康増進運動も、国民の健康の保持増進というよりは、医療費抑制を目的にしている意味で、完全に倒錯している（戦時中の健康増進運動の戦争遂行という目的が、医療費抑制という目的に置き代わっただけともいえる）。

こうした倒錯現象は、ついに犠牲者まで出した。二〇〇七年七月、三重県伊勢市は、市長が発案して「七人のメタボ侍・内臓脂肪を斬る！」と題して市の幹部が減量に挑戦する企画を実施していたが、八月に、その七人のうちの一人である男性課長（四七歳）が、猛暑の中、ジョギング中に倒れ死亡したのだ。無理な減量は体に悪いとわかっていても、目標や期限をくぎってそれが強制されたため、本人には大きなプレッシャーになっていたのであろう。倒錯した健康増進運動が、健康の保持どころか、健康を害し命までも奪ってしまうという典型例である。

生活習慣病の自己責任化は何をもたらすか

いずれにせよ、特定健診・特定保健指導をつうじて、少なくとも生活習慣病の予防に関しては自己責任が強調され、健康保険などの被保険者の日常的な取組み（努力）の有無が問われ、その取組み状況によって給付に差をつけたり、一部負担に差をつけることが支持されることとなろう。将来的には、極端な話、たとえば、度重なる食事指導にもかかわらず、食事の節制を怠って糖尿病となった人に対しては、自己責任ということで、糖尿病の治療には保険の適用をしないなどの措置がとられる可能性も否定できない。

同時に、それは節制ができず不健康な者（典型的にはメタボリックシンドロームとされた人）や肥満の人の差別・排除につながる。やせた人でも糖尿病になることはあるのに、メタボの人が不健康だとの先入観が生まれ、メタボのあの人がいるから、医療保険料が高くなるのだと、職場などでも差別が横行するかもしれない。

しかし、疾病の発生には、栄養状態や貧困、労働条件などの社会環境の影響が大きいことは社会疫学の常識である。つまり疾病には個人の努力を超えたさまざまな要因が関与しているのだ。長時間労働を強いられている人が、いくら保健指導で運動を勧められても、運動する時間はとれないだろうし、職場のストレスが飲酒や喫煙の量を増やしているともいえる。特定健診・特定保健指導には、労働者の労働環境や生活環境における危険因子の除去といった項目はなく、健康の増進は身体の管理によってのみ可能とされている点に、つまり生活習慣病の予防を本人の自己責任としようとしている点に最大の問題がある。

一方で、健康増進運動を推進している同じ厚生労働省の統計によれば、二〇〇七年度に、過労が原因でうつ病などにかかり自殺（未遂も含む）したとして、労災認定された人は八一人と過去最悪となった。脳・心臓疾患で労災認定された人も三九二人と過去最悪（うち死亡したのが一四二人）、精神疾患の労災申請は九五二人で前年度比一六％増、認定は二六八人で三〇％増と、いずれも過去最悪であった。国民の健康増進をいうのであれば、過労自殺や過労死を頻発させる、いまの不健康で過酷な労働環境の改善こそが最優先課題ではなかろうか。

第6章　後期高齢者医療制度と社会保障のゆくえ

以上、後期高齢者医療制度の問題点と支援金負担の増大など、現役世代への影響についてみてきたが、最終章の本章では、後期高齢者医療制度と関連の深い介護保険改革、年金制度改革の動向を考察し、後期高齢者医療制度と社会保障のゆくえを展望する。

1　介護保険改革の動向と改正介護保険法のゆくえ

後期高齢者医療制度のモデルとしての介護保険

すでに何度かふれたが、財政構造や保険料の年金天引きという徴収方法を含め、後期高齢者医療制度は、基本的に介護保険をモデルに設計されたものだ（第3章）。そして、後期高齢者医療制度を設計した厚生労働省にとって、介護保険は成功事例であった。介護保険の導入が、比較的順調にいった（現実には、とても順調とはいえず、年金からの保険料天引きについても大きな反発が出ていたのであるが）と考えた厚生労働省は、後期高齢者医療制度も介護保険のように順調にいくと高をくっていたのだろう。しかし、前述したように、政治的、社会的、さらには経済的状況は、八年前の介護保険の導入時と大きく異なっており、後期高齢者医療制度の導入は大きな反発と批判をもたらし、政治的争点にまで発展した（第3章参照）。

二〇〇五年一一月に、筆者が、障害者自立支援法のテレビ番組取材を受けた際、担当のディレクターが、その後の戦術上の失敗につながった成功体験という意味で、厚生労働省にとっての介護保険を、日露戦争時の日本海大海戦になぞらえていたのが印象的であった。改正介護保険法とともに、二〇〇六年四月から施行された障害者自立支援法も、従来の所得に応じた福祉サービスの利用者負担（応能負担）から、所得に関係ない一律の応益負担への転換など、介護保険をモデルにしていたが、当事者である障害者や家族から大きな反発を招き、障害者福祉の介護保険化という厚生労働省の目論みを困難にしてしまったからだ。

その後、元社会保険庁長官で、現在は大阪大学教授である堤修三氏も、周辺環境が異なるのに過去の成功体験をそのままあてはめてしまった戦術上の失敗があったとし、厚生労働省にとって、介護保険の成功は日露戦争の勝利であり、その成功体験をもって突入した高齢者医療制度改革は太平洋戦争だった、と同じような指摘をしている（堤修三「迷走する高齢者医療制度——今、その歴史から学ぶとき」『社会保険旬報』二〇〇八年六月一一日号）。堤氏は、介護保険の制度設計にかかわった当事者だけに（そのためか、介護保険の問題点については口をつぐんでいるが）、その指摘には重みがある。成功事例たる（と思い込んでいた）介護保険の呪縛のもと、厚生労働省が進めてきた介護保険をモデルとする、後期高齢者医療制度の導入などの医療制度改革、さらには障害者自立支援法の施行などの社会福祉改革は、もろくも挫折したといえる。

改正介護保険法のゆくえ

介護保険をモデルにした医療・福祉制度改革の頓挫は、本体の介護保険そのものの危機も意味していた。その危機に対応すべく、二〇〇六年施行の改正介護保険法では、要支援者のサービス利用を制限するなど、財政上の給付抑制の観点から改革が実施されたことは前述したとおりである（第3章参照）。

そして、改正介護保険法で拍車がかかった要支援者のサービス利用の制限は、次期介護報酬改定時（二〇〇九年）には、要支援者を介護保険の保険給付からはずすなどの改定へと向かう可能性が高い。実際、財務省の諮問機関である財政制度等審議会は、二〇〇八年六月の意見書の中に、介護保険制度の改革を盛り込み、「要介護２」以下の軽度の要介護者・要支援者（二〇〇七年三月末で、約二七四万人）について、①保険給付の対象外とした場合、②自己負担割合を現在の一割から二割に引き上げた場合などの、財政負担や一人あたり平均の保険料の軽減額を示し（給付費全体の軽減は、①で二兆九〇〇〇億円、②で二三〇〇億円、一人あたり保険料軽減額は、①で一万五〇〇〇円、②で一七〇〇円）、利用者負担の引き上げや介護保険の給付対象を要介護３以上の要介護者に限定する方向での改定を示唆している。

また、要介護認定については、二〇〇九年度から新しいコンピュータソフトにより一次判定が行われる予定だが、新ソフトでは、現在の認定調査項目（とくに認知症に関する項目）二三項目が削除されている（新たに六項目を追加）。要介護度は、要介護認定の基準時間が長いほど高くなるが、削除された項目に反映されていた要介護認定基準時間が削られるわけだから、当然、基準時間は短くなり、新ソフトでは、状態は変わらないのに、従来より軽度に判定される人が続出するだろう。削除項目でみるかぎり、おそらく新ソフトでは、現在の「要介護２」の人が「要支援２」と、二段階程度軽度に認定され、介護給付の受給者の約三割が予防給付に移行すると推計される（ただし、その後、認知症の「家族の会」などの要望で、二三項目のうち九項目は残すことが決まり、一四項目の削減となっている）。厚生労働省は、コンピュータソフトの操作により、要介護者を減らし要支援者を大幅に増やすことで、給付抑制をはかろうとしているといってもよい。かりに介護給付の介護報酬単価を引き上げても、介護給付の対象者を少なくすれば、全体として給付費は抑制できるわけである。

さらに、介護保険法の施行には、医療の給付から福祉的な部分を切り離すことで、医療費（とくに高齢者医療費）の抑制をはかる目的があった経緯を考えると（第2章参照）、前述した療養病床の転換・削減などの受け皿として、つまり必要な医療やリハビリが受けられなくなった高齢者の受け皿として、介護保険の給付が再編されていく可能性もある。

しかし、これ以上の給付抑制は、介護保険を、いま以上に「介護の社会化」の理念からかけ離れた、老後の介護保障制度としての機能を喪失した制度へと変貌させていくこととなる。介護を必要とする高齢者は、介護保険サービスが利用できない分（利用できても十分でない分）は、家族介護者やボランティアなどの無償労働に依存するか、自費によるサービス購入の形で調達するしかない。実際、厚生労働省の「これからの地域福祉のあり方に関する研究会」が、二〇〇八年三月にまとめた報告書でも、家事援助など、介護保険サービスの一部をボランティアに肩代わりさせようとする方向が打ち出されている。

とはいえ、地域福祉の空洞化や単身高齢者の増大の中で、ボランティアが継続的に確保されるとはとうてい思われないし、そもそも、自費によるサービスの購入などの自衛策がとれない低所得の要介護者は、生存権侵害を含めた悲惨な状況に置かれることになる。

困難となった介護保険と障害者福祉の統合

給付抑制ではない方向での、介護保険財政の安定化の方法がないわけではない。介護保険の被保険者・受給者範囲の拡大がそれである。

前述の障害者自立支援法は、まさに障害者福祉の介護保険化への布石の法律といえ、介護保険への統合を前提とした給付の仕組みや利用者負担（応益負担）となっている。厚生労働省は、介護保険料の高騰を理由に世論を誘導し、当初、第四期保険料改定が行われる二〇〇九年には、介護保険の被保険者・受給者範囲の拡大と、それにともなう障害者福祉の介護保険への統合を実現する方針であったと推測される。実際、改正介護保険法の附則には、二〇〇九年度をめどに所要の措置を講ずるとの規定があり、それを受けて厚生労働省内に「介護保険制度の受給者・被保険者に関する有識者会議」（以下「有識者会議」という）が設置され、二〇〇六年三月から検討が開始されていた。

もっとも、前述のように、障害者自立支援法、とくに低所得者のサービス利用の抑制をもたらした応益負担への反発や批判は根強く、有識者会議の障害者団体（社会福祉法人日本身体障害者団体連合会など八団体）からのヒアリング（二〇〇七年二月五日）では、当初は統合に賛成であった団体も含め、すべての団体が、統合には慎重の姿勢を示し、二〇〇七年五月に出された有識者会議の「中間まとめ」では、実施時期を明記しないまま、統合するという案と、統合せずに介護保険の被保険者の範囲を三〇歳以上に引き下げる案との両論併記となった。

また、同年一二月に自民・公明両党がまとめた「障害者自立支援法の抜本見直しに関する最終案」においても、障害者福祉制度と介護保険制度との統合を前提としないことが確認され、二〇〇九年の統合は見送られた。民主党も、参議院選挙大勝後の臨時国会（二〇〇七年九月）に障害者自立支援法改正法案を提出した段階で、障害者福祉については、介護保険のような社会保険方式ではなく、全額税方式にすべきとの方針を固め、従来推進していた介護保険の被保険者の範囲の拡大にも反対していく方向へ方針転換した。

ある意味、障害者福祉制度と介護保険制度との統合の布石であったはずの障害者自立支援法の制定・施行が、それを困難なものにするという皮肉な結果をもたらしたといえる。

ただし、前述した要介護認定の調査項目に追加された六項目をみると、若年障害者に関する項目がほとんどで、厚生労働省は、障害者福祉制度と介護保険制度との統合の意向は捨てていないと思われるが、当面は、介護保険法と障害者自立支援法は併存していくこととなろう。

公費方式への転換と社会福祉再編の方向

私見では、介護保険のような社会保険方式を維持するのであれば、給付費の増大には、給付抑制ではなく、保険料率の改定（引き上げ）で対応できるよう、六五歳以上の高齢者の介護保険料は、所得に応じた定率の保険料とし（ドイツでは保険料率一・七％の定率負担）、生活保護基準以下の被保険者の保険料は免除とすべきと考える。

さらに、低所得者の介護保険サービスの利用抑制を防ぐため、一割の利用者負担を廃止して、ドイツのように一〇割給付を原則とする法改正が必要である。そのほか、要介護認定の廃止と当事者参加型のニーズ判定システムの構築、介護労働者の労働条件の改善のための介護報酬システムの改革、事業者規制の強化と介護保険の居宅サービス事業者の非営利化、介護保険施設の増設整備、公的ソーシャルワーク体制の拡充などの改革が必要と考える（詳しくは、伊藤周平『介護保険法と権利保障』法律文化社、二〇〇八年、終章参照）。

しかし、高齢者・障害者の権利保障という観点からみるかぎり、介護保険法と障害者自立支援法は廃止し、財源は全額公費（税）方式として、高齢者・障害者を対象とする総合的な社会福祉サービス法を制定するのが望ましい。社会福祉は、社会保険方式ではなく、公費方式で、公的責任により、サービスの質を確保する仕組みとして再編すべきだ。

社会保険方式では、事務量・事務経費が増大するばかりでなく、融通性に欠け、個別性の高い福祉ニーズに対応しきれない。ましてや個別性の高いニーズ判定に、介護保険の要介護認定や障害者自立支援法の障害程度区分認定のように、コンピュータ判定をもち込むのは論外だ。しかも、コンピュータ判定では、前述のように、ソフトの操作によって、軽度認定者を増やすなど、厚生労働省が、給付抑制のために恣意的な操作を行う危険がある。ソフトの改定は、国会の審議を通すわけでもなく、外部からチェックもできない。

また、福祉サービスの利用は一〇割給付、すなわち無料を原則とすべきである。もっとも、無料化については、モラル・ハザードが起こり、給付費が青天井となり、財政当局はもとより納税者である国民の理解も得られないという批判がある（厚生労働省の見解もそうである）。しかし、適切なケアマネジメントや相談支援が行われれば給付費は適正な水準に落ち着くと考えられるし、介護保険法施行直後のサービス利用の急増も、制度実施の初期効果ともいえ、青天井で給付費が伸びていくことはありえない。さらに、義務教育は無償であるが、納税者である国民の理解は得られている。義務教育と同様に公共性ある福祉サービスを無料とすることに、なぜ納税者の理解が得られないのであろうか（さらにいえば、納税者の理解が得られそうにない税金の無駄遣いはほかに多数ある）。

2 年金制度改革の動向と年金制度のゆくえ

年金制度の現状

後期高齢者医療制度の実施は、公的年金制度にも大きな影響を及ぼしている。とくに公的年金からの後期高齢者医療保険料や介護保険料の天引きにより、実質的に年金給付が削減され、国民年金だけで生活している低年金の高齢者の生活を窮地に陥れていることは前述したとおりだ（第3章参照）。

日本の公的年金制度（以下、単に「年金制度」という）は、国民年金を共通の基礎年金（一階部分）として支給し、その上乗せの形で厚生年金や共済年金を報酬比例の年金として支給する二階立て構造となっており（さらに三階部分として、厚生年金基金などの企業年金がある。図表19）、すべての国民をカバーする「国民皆年金」体制が確立している。

図表19　日本の年金制度の体系

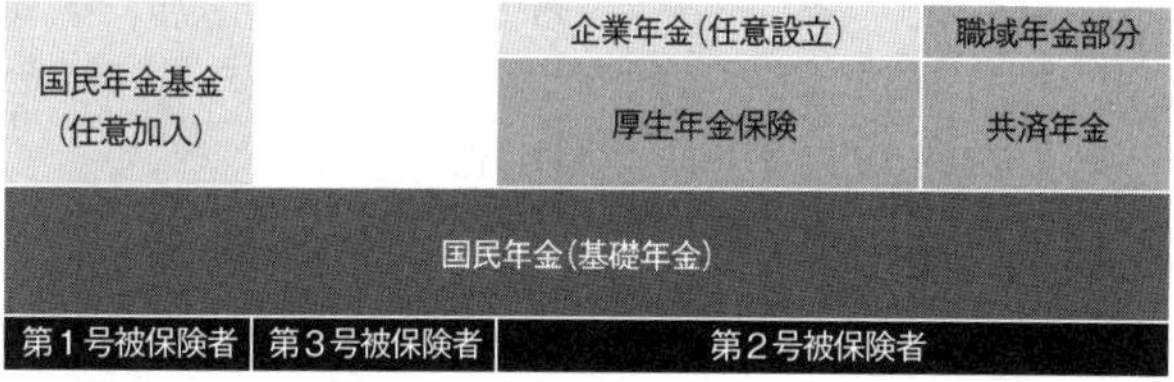

（出所）筆者作成

しかし、現在の年金制度については、この国民皆年金の空洞化という深刻な問題が指摘できる。とくに国民年金保険料の収納率は、一九九六年度までは八割以上であったが、保険料収納事務を市町村から社会保険庁に移管した二〇〇二年度以降に急速に悪化し、全国平均で六二・八%となり、二〇〇六年度も同六三・六%とほぼ横ばいである。国民年金の保険料は定額負担のうえ、保険料免除の基準が厳しく、低所得者ほど負担が重い。それでも保険料の免除率は近年では一五%前後で推移しており、免除者数も五〇〇万人を超えている。

免除や猶予を含めた実質的な保険料未納率は五一%にも達し、日本の年金保険制度は、被保険者のうち二人に一人は保険料を支払っていないという、社会保険制度としては異常な状況にある。保険料滞納者や未加入者は合計で七〇〇万人を超えると推計されており、このままいくと、将来的に一二〇〇万人を超える人が低年金（保険料免除期間については、給付が国庫負担相当分しか保障されない）や無年金になる可能性がある。

国民年金のみならず、厚生年金についても、保険料滞納問題が深刻化している。厚生年金保険は、事業所単位で強制加入の対象を捉え、適用事業所で常時使用されている者を強制加入被保険者とする方式がとられているが、近年、保険料の事業主負担を免れるため、経営難による営業停止・事業停止などを理由に、事業所が厚生年金保険から脱退したり、意図的に未加入とする事例が増加している。たとえば、二〇〇六年九月の総務省の「行政評価・監察結果」によると、厚生年金の適用事業所の実績約一六三万事業所に対し、中小・零細企業を中心に、その約四割に相当する六三万から七〇万事業所が未加入になっているとされる（従業員数では七・六％）。

こうした状況の中、二〇〇四年六月に「国民年金法等の一部を改正する法律」（以下「二〇〇四年改正法」という）が成立、年金制度については一応の改革の方向性が固まっている。

基礎年金の国庫負担の引き上げ

二〇〇四年改正法では、まず、基礎年金の国庫負担割合を三分の一から二分の一に引き上げる改定が行われた（引き上げ時期は二〇〇七年度から二〇〇九年度までの間のいずれかの年度とされている）。同時に、保険料免除制度の多段階化、柔軟化がはかられ、これまでの全額・半額免除に加え保険料の四分の三、四分の一免除の制度が導入され、時限付きの特例（二〇〇五年四月から二〇一五年六月まで）として、三〇歳未満の第一号被保険者に関する免除の特例も設けられた。これに対応して、保険料免除期間を有する被保険者の老齢基礎年金の額の算定方法も多段階化された（二〇〇六年七月から実施）。

いずれも、現在の社会保険方式を前提としたうえで、保険料滞納や未納による皆年金の空洞化を防ごうとする施策といえる。また、所得に応じた保険料負担や年金給付の階層化は、定額保険料負担・定額年金給付を基本とする社会保険方式によって、高齢者夫婦世帯の基礎的な生活部分を保障しようとする、これまでの年金制度設計の限界を露呈したものといえる。実際、基礎年金の満額支給でも年額約八〇万円で、夫婦の老齢基礎年金を合計しても生活保護基準を下回る給付水準であり、基礎的生活部分の保障すらなされていない。

しかも、国民年金の国庫負担の二分の一への引き上げについては、約二兆五〇〇〇億円（消費税率一％分）の財源を必要とし、政府は、これを消費税引き上げで賄う予定であったが、景気の後退や衆議院議員選挙を控え、消費税の引き上げは困難な状況にあり、二〇〇九年三月までの国庫負担引き上げには暗雲が立ちこめている。国民年金の場合は、定額でしかも、高い保険料負担であるがゆえの保険料未納・滞納という状況が、国庫負担の引き上げなどにより解消されないかぎり、収納率の改善は難しいだろう。

保険料固定方式とマクロ経済スライド方式の導入

二〇〇四年改正法のもうひとつの柱は保険料固定方式とマクロ経済スライド方式の導入だ。このうち、保険料固定方式は、二〇一七年以降の保険料を固定するもので、厚生年金保険料については、二〇〇四年一〇月から保険料率を毎年〇・三五四%引き上げ一八・三〇%で、国民年金保険料については、二〇〇五年四月から毎年二八〇円ずつ引き上げ一万六九〇〇円（二〇〇四年度価格）で、それぞれ固定することが法律上明記され、引き上げが実施されている。

厚生年金の場合には、この固定化によりモデル世帯で現役世帯の手取り収入の約五〇%の給付水準が維持できると厚生労働省は説明していたが、あくまでも、モデル世帯（四〇年間厚生年金に加入し平均的な賃金で働いた夫と、全期間専業主婦で国民年金の第三号被保険者であった妻の世帯）の場合で、共働きや単身世帯の場合には五〇%の水準を大きく割り込むことになる。そもそも、このモデル世帯自体が、非正規雇用と低賃金労働が急速に拡大している現代の雇用情勢のもとでは非現実的であるうえ、モデル世帯で手取り収入の五〇%という給付水準も、あくまでも年金受給開始時点のもので、それ以後は、低下していく。保険料が固定される二〇一七年度になって年金給付水準が想定を大きく下回る場合には、保険料水準を再度見直し引き上げざるをえなくなろう。

つぎにマクロ経済スライド方式とは、①公的年金全体の被保険者数の減少率（少子化が進むから当然、被保険者数は減少し、その率は二〇二五年度まで年間〇・六％とされている）と、②平均余命の伸びを勘案した一定率（年間〇・三％）のスライド調整率（①と②の合計で年間〇・九％）を本来の年金給付額に減じる方式で、これにより調整期間が終了する二〇年間は、すべての年金受給者について給付額が約一五％引き下げられることとなる。

つまり、後期高齢者を含む現在の年金受給者も給付が引き下げられているわけだ。これに後期高齢者医療保険料や介護保険料の天引きが加わるから、国際的にみて、ただですら低いといわれる日本の年金給付水準は実質的にさらに落ち込む。少なくとも、早急に後期高齢者医療制度廃止法案を成立させ、後期高齢者医療保険料の年金天引きを中止しないと、老後の所得保障制度としての年金制度の意義が失われ、年金不信は高まるばかりだ。

年金記録問題で頂点に達した国民の年金不信

そのほか、二〇〇四年改正法では、夫婦が離婚した場合の厚生年金の分割、第三号被保険者期間の厚生年金の分割、六〇歳代前半の高齢労働者に対する在職老齢年金の見直しによる一律二割停止の廃止などの改定が行われたが、政府の年金制度改革は、社会保険方式の維持を前提にしたうえで、給付の削減と保険料徴収の強化に終始しており、給付水準の引き上げによる所得保障の拡充という視点が欠落している。

また、二〇〇四年度末で約一六四兆円に達する膨大な積立金（厚生年金保険特別会計分）の活用についても何ら具体的な議論はなされていないし、積立金の一部が社会保険行政の事務経費にまわされたり、保養施設の建設や株式の購入にまわされて損失を出したことに対する責任追及もなされていないままである。

さらに、二〇〇七年五月には、約五〇〇〇万件という膨大な保険料納付記録が、社会保険庁のコンピュータのデータベース上、同一人物の記録として確認できないという、いわゆる「宙に浮いた」年金記録の問題が明らかになり、ずさんな年金管理を行っていた社会保険庁や政府に対する批判が一挙に噴出した。前述のように、年金記録問題は、同年七月の参議院選挙の主要な争点のひとつとなり、与党の過半数割れをもたらしたが（序章参照）、政府の対応は後手にまわり、二〇〇八年三月までに、宙に浮いた年金納付記録の本人確定を終了するとした政府公約も、四割程度の確定しかできず、全員分の確定の見通しは全く立っていない。それどころか、二〇〇八年六月には、厚生年金保険の記録についても、入力ミスがみつかり、推計で五六〇万件の受給漏れの可能性が出てきた。さらに、事業主負担を減らすために、厚生年金保険の標準報酬月額を改ざんし、低く設定するなどの操作

（受給できる厚生年金給付が減ることになる）が、社会保険庁の職員も関与して行われていたことも明らかになっている。

国民年金保険料の滞納者に国民健康保険の短期証を発行

一方、二〇〇七年七月に成立した「国民年金事業等の運営の改善のための国民年金法等の一部を改正する法律」により、市町村は、国民年金保険料の滞納世帯に対して、国民健康保険料を納付していても、通常の国民健康保険の保険証より有効期間の短い短期証（二〜三ヵ月から数ヵ月）を発行することが可能となった。国民健康保険と国民年金の被保険者がほぼ重なることから、年金保険料の滞納者が、短期証の更新に市町村窓口を訪れた際に、保険料納付を勧奨し、保険料納付の向上につなげたいという趣旨らしい。

しかし、生活に困窮し、国民健康保険料はなんとか払えるが、国民年金保険料は滞納している人が、市町村の窓口を訪れ、年金保険料の納付を勧奨されたところで、保険料の納付が可能になるわけもなく、収納率の向上につながるとしてもわずかであろう。むしろ、短期証の発行によって、短期証の期限がきれて無保険状態に陥り、前述した資格証明書と同様、必要な医療が受けられなくなる人を生みだすだけだ（第3章参照）。

そもそも、国民健康保険と国民年金は全く別制度であり、国民健康保険料を納付している以上、国民健康保険加入者は正規の保険証を受ける権利がある。その意味で、短期証の発行は、加入者の受給権の侵害にあたり違法と考えられる。政府は違法な手段まで使って国民年金保険料の収納率向上にやっきになっているといえる。

基礎年金は全額税方式で

私見では、基礎年金については、最低保障年金として全額税方式への転換が不可避ではないかと考える。学生無年金障害者訴訟の提起をみてもわかるように、「国民皆年金」といいつつ、現時点ですら、全国で約一二万人もの無年金障害者、約六〇万人の無年金高齢者が存在している。現在の膨大な保険料未納者・免除者は、将来的に無年金・低年金者となるだろうし、何よりも、社会保険庁が解体され、二〇一〇年より、日本年金機構に年金業務は移るが、職員数も減らされ、社会保険方式をとる以上、不可欠な継続的な年金記録の管理が、適切に行われていくという保証はない。もはや社会保険方式の限界は明らかといえよう。税方式への移行がすぐには難しくても、少なくとも、老後の所得保障制度としての年金制度の趣旨から、保険料免除期間の年金額も満額支給にする措置が早急に必要だろう。

実際、二〇〇八年に入って、社会保険方式に固執する与党・自民党内からも、全額税方式の提言が出てきている。そして、税方式の財源については、消費税を目的税化して充てるとする提言が多い。財界も、保険料の事業主負担をなくすべきとの立場から、従来から、基礎年金を全額消費税で賄う方式を提案してきた。しかし、消費税は、多かれ少なかれ逆進性が強く、税負担は価格に上乗せされ消費者に転化されるため、企業負担がないという問題がある。財源問題については後述する。

3　後期高齢者医療制度のゆくえと医療保険のあり方

後期高齢者医療制度のゆくえ

以上、介護保険改革と年金制度改革の動向とゆくえをみてきたが、それを踏まえて、後期高齢者医療制度の課題とゆくえを展望する。

前述したように、障害者福祉制度と介護保険制度の統合は難しくなってきたが、今度は、介護保険法制定当初に議論されていた、高齢者医療制度と介護保険との統合案が再浮上してくる可能性がある。後期高齢者医療保険料と介護保険料は、ともに年金天引きで徴収しているし（第3章参照）、高齢者医療制度における都道府県単位の広域連合による運営は、将来的に、国民健康保険や介護保険の保険者を市町村単位から都道府県単位に再編するための布石ともいえる（第5章参照）。

また、後期高齢者医療制度には、介護保険をモデルにした医療費キャップ制という、給付抑制の仕組みは導入済みだが、さらなる給付抑制の仕組みとして、後期高齢者医療制度の被保険者（慢性期）への医療給付について、介護保険の給付のように上限を設定し、区分ごとに診療報酬を設定する方式が導入されるかもしれない。すでに、前述のように、二〇〇六年七月からの診療報酬改定で、療養病床の患者については、医療の必要度に応じて、医療区分1・2・3にランクづけされ、それぞれに応じた診療報酬が設定されており、医療区分1の患者については、診療報酬が大幅に引き下げられたため、退院の強制が加速している（第4章参照）。

さらに、後期高齢者医療制度において医療の給付範囲が縮小されていけば、医療費の抑制だけでなく、患者の保険外負担を増やし、メタボ市場も含めて、民間の保険会社に新たなビジネスチャンスを与えることにもなる。いわゆる医療の市場化路線である。実際、アメリカの保険会社は、第三分野と呼ばれる医療保険や傷害保険に進出しているし、各保険会社も、六〇歳でも加入できる医療保険を売り出すなど、販売攻勢を強めている。

とはいえ、後期高齢者医療制度による負担増と給付抑制は、短期的にみれば医療費の抑制をもたらすだろうが、長期的にみれば、受診抑制による疾患の重度化をもたらす可能性が高い。そして、重度になっても療養病床は削減され、地域に十分な医療が受けられる医療機関がないという深刻な事態が予想される。日本の医療は、お金があれば保険会社の儲けの恰好の標的になり、お金がなければ必要な医療が受けられない、アメリカ型の医療（まさにマイケル・ムーア監督が映画『シッコ』で描いた世界）に向かいつつあるといえる。

後期高齢者医療制度は廃止を！

これまでみてきたように、後期高齢者医療制度は、わずかな年金で生活している高齢者から介護保険料と合わせて高額の保険料を天引きし、保険料滞納者には正規の保険証を返還させたうえで、資格証明書を交付して医療を制約し、さらに差別的な診療報酬を適用して、高齢者の医療を制限する制度だ。それは、高齢者の「健康で文化的な最低限度の生活を営む権利」（憲法二五条一項）を侵害するのみならず、生きる希望までを失わせる憲法違反の制度といえ、廃止しかないと考える。いったん従来の老人保健制度に戻し、高齢者医療のあり方について再度、議論をすべきで、前述の野党の後期高齢者医療制度廃止法案の内容を支持したい。

とはいえ、野党の廃止法案については批判も多い。自民・公明与党は、当然、野党の廃止法案を、無責任と批判し、対案を示せといっているが、全国紙の「社説」も、これに同調している。「読売新聞」（五月二四日と六月七日）、「日本経済新聞」（五月三〇日）は、いずれも、廃止法案を「無責任」と批判し、「朝日新聞」と「毎日新聞」（ともに五月二四日）も、それぞれ「制度を元に戻せというだけでは、問題は解決しない」、「廃止して元の制度に戻すという案では国民は納得しない」と批判している。

確かに、老人保健制度にも問題はあるが、同制度には、高齢者医療費の抑制の仕組みである「医療費キャップ制」が組み込まれておらず、また、問題の多い特定健診・特定保健指導を廃止し、全住民を対象にした基本検診などの老人保健事業を復活することができる。少なくとも、医療費の抑制ではなく、高齢者の健康の保持を目的としている点で、後期高齢者医療制度より、はるかにましな制度といえる。後期高齢者医療制度を廃止して、老人保健制度に戻すという案は立派な対案だ（同様の指摘に、二木立「私が後期高齢者医療制度廃止と老人保健制度復活に賛成する理由」『文化連情報』二〇〇八年八月号）。

そもそも、後期高齢者医療制度の目的は、高齢者医療費の抑制にある。しかし、政府・厚生労働省が進めてきた、これまでの医療費抑制策が、医師不足をはじめ「医療崩壊」と呼ばれる現在の惨状をもたらしたのではないのだろうか。後期高齢者医療制度は、高齢者医療の崩壊をますます加速させるという意味で、廃止しかない。先の全国紙が、社会面では、医療崩壊の現状を鋭く告発し、医療費抑制策を批判する方向を鮮明にしてきているのに、なぜ、医療費抑制を目的とする後期高齢者医療制度について、その存続を主張するのか理解しかねる。おそらく、新聞社内にも、医療現場の惨状を報じつづけている記者と、現場から離れ机上で社説だけ書いている論説委員とのギャップがあるのだろう。

また、政府・厚生労働省は、後期高齢者医療制度は「国民皆保険」を維持するために必要というが、つまりは現在の国民健康保険の財政破綻を一時的に防ぐためのものでしかない。しかし、後期高齢者医療制度を継続しても、短期的には、国民健康保険の財政負担は軽減されるが、長期的にみれば、高齢者医療費の増大にともない、後期高齢者支援金も増えていくだろうし、さらには特定健診・特定保健指導の実施率によっては、支援金が大幅増額され、逆に国民健康保険財政が悪化する危険があることは前述したとおりである（第5章参照）。国民健康保険の財政を立て直すのなら、まずは減らしつづけてきた国庫負担を元の医療費の四五％の水準（一九八四年の水準）に戻すべきだろう。国民健康保険への財政支援を、国の負担を減らし、健康保険組合などに肩代わりさせようとするから問題が生じるので、これにより健康保険組合の財政悪化も防げるはずだ。

医療保障制度のあり方と財源問題

私見では、高齢者医療について、年齢別で区分する独立方式をとるのであれば、保険料を徴収する社会保険方式ではなく、全額税方式で行うべきと考える（前述の日本医師会案に近い。第2章参照）。区分する方式を取らないのであれば、すべての国民を対象とする医療保険制度を構築し、生活保護基準以下の低所得者には保険料を免除し、国際的にも水準の低い公費負担と事業主負担を増大させることで、一〇割給付の医療保障を実現すべきと考える。

日本の医療費の水準は、対GDP（国内総生産）比では国際的にみて低水準であり、これまで最低の水準にあったイギリスが、ブレア前政権のもとで、医療費の増大策に方向転換したため、先進諸国G7の中で最低水準となっている（図表20）。今後の高齢化の進展の中で、医療費の伸びを抑制するという方針には限界があり、医療費抑制策を凍結し、公費支出を増やすことで、医療保険財政の立て直しをはかっていく政策への転換が求められている。少なくとも、毎年度、社会保障費二二〇〇億円を削減する方針は、早急に撤廃する必要がある。

政府は、一九九七年の医師養成数の抑制を継続するとした閣議決定を事実上放棄し、よ

図表20　医療費のGDPに占める割合の各国比（2005年）

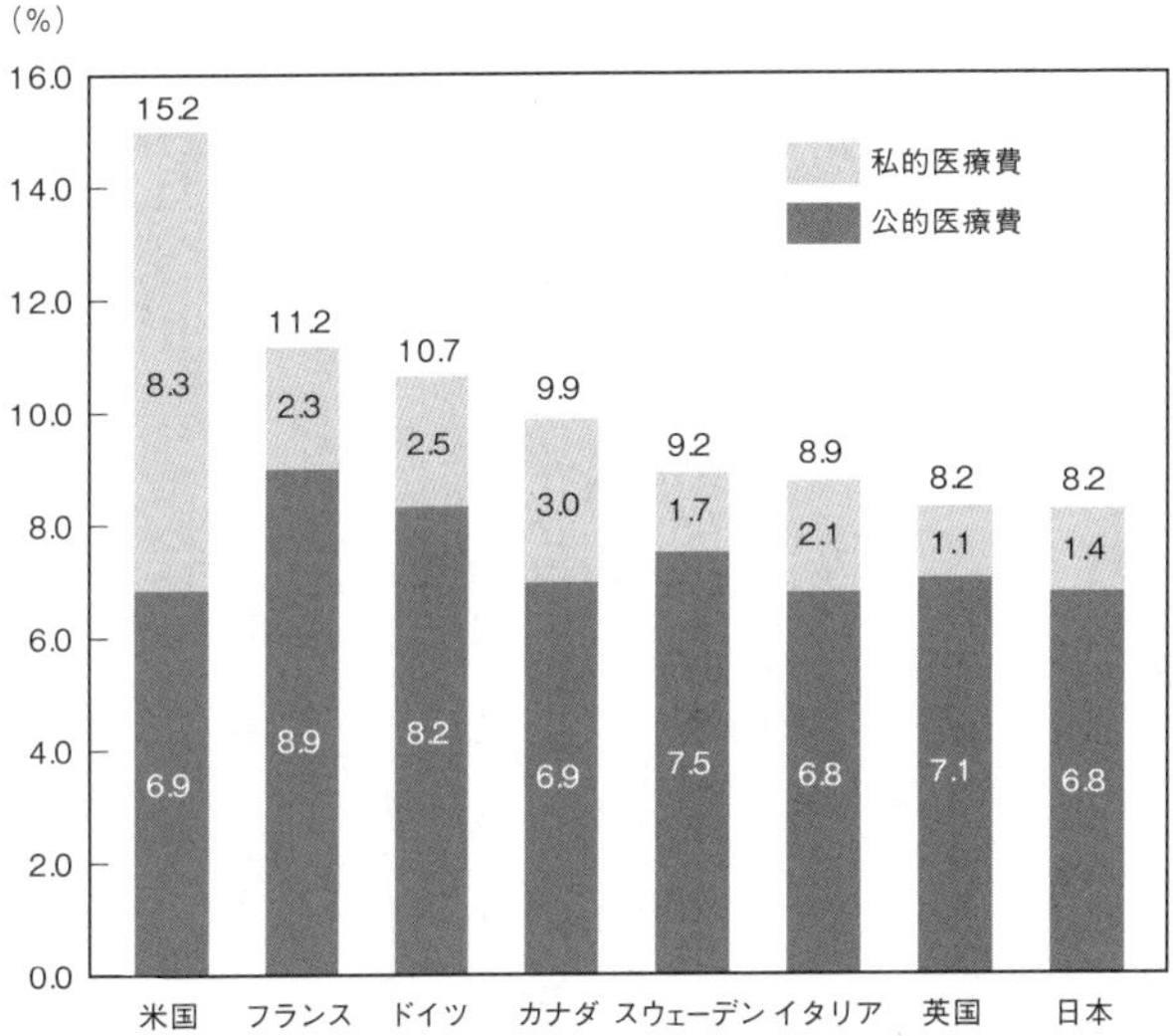

（出所）OECD Heaith Data 2008-Version:June 2008

うやく医師の増員に大きくかじを切ったが、少なくとも、一〇万人は不足しているといわれる医師を増員するまでには、かなり時間がかかるだろう（医療崩壊が進むのはあっという間だが、修復には時間がかかるのだ）。しかも、後期高齢者医療制度に代表されるように、医療費抑制という基本方針は転換していない。

問題は、高齢者医療の公費負担部分の財源だ。現在、公費の財源といえば選択肢は消費税増税しかないかのような宣伝がなされているが、すでに、一九九九年度以降、毎年の予算総則で消費税収入のうち、地方消費税など地方に回る分を除いた国税分の使途（消費税収の約五六％）は、基礎年金、高齢者医療、介護保険給付費に限定されている。税法で使途を限定していないため、目的税化といわないだけで、実質的には高齢者医療費に限っても、かなりの部分を消費税に依存していることになる。

私見では、消費税のような逆進性の強い税を主要財源とすると、給付抑制への圧力が働きやすくなるため、フラット化され、引き下げられてきた所得税や法人税を、たとえば、所得税の最高税率を、一九八四年の七〇％の水準（現在は四〇％）に戻すなど、その累進性を強化したうえで、主な財源にしていくべきと考える。消費税を投入する場合には、生活必需品について非課税とするか、軽減税率を適用する、企業負担分については別途、支払賃金総額をベースとする社会保障税を制度化する、などの配慮が必要であろう。ぜいたく品に課税する物品税を復活させ財源にすることも考えられる。

4 課題と展望——ポスト後期高齢者医療制度に向けて

いずれにせよ、大企業・高所得者への優遇税制や減税をやめ（むしろ増税を行い）、それを財源に、社会保障の給付を拡充し、社会保険料の応能負担を徹底させ、社会保障の所得再分配効果を高めていくべきである。労働法分野でも、問題の多い労働者派遣法の廃止、解雇規制法の制定、同一労働同一賃金の原則と全国的最低賃金制度を確立し、女性やパート労働者の差別待遇を解消し、正規労働を拡大していく必要がある。

現在進められている介護保険をモデルにした社会保障改革、とりわけ後期高齢者医療制度は、高齢者や障害者のみならず、現役世代にとっても、いま以上の生活不安と医療崩壊を加速するだろう。高齢者から社会保障の崩壊がはじまっているといってよい。それゆえ、それをくいとめるための生活の安定や医療保障、さらには社会保障の充実を求める運動は、今後、多くの共感と協力を得られる可能性が高い。当事者である高齢者やその代弁者（医師など医療機関の関係者も含む）、さらにそれらの人々をサポートしていく運動の広がりがあれば、後期高齢者医療制度の廃止、さらには社会保障政策の望ましい方向への転換が可能ではないかと思われる。同時に、後期高齢者医療制度廃止後の新しい医療保障制度のあり方について議論をはじめていく必要もある。私見では、少なくとも新制度は、後期高齢者医療制度に埋め込まれたような医療費抑制の仕組みを排除し、国民の医療を受ける権利を保障する制度であるべきと考える。

後期高齢者医療制度については、政府・与党は抜本的見直しといいつつ、小手先の見直しにとどめ、高齢者の怒りが収まるのを待っているというのが本音であろう。しかし、いま、その思惑（期待）とは裏腹に、高齢者は、各都道府県にある後期高齢者医療審査会への不服申立て（審査請求）などの集団審査請求の運動をはじめ、戦後はじめて明確な異議申し立てを行いはじめた。全国で提起された後期高齢者医療保険料への審査請求数は五五六一件にものぼっている（二〇〇八年九月三日現在。中央社会保障推進協議会調べ）。後期高齢者医療制度は、その意味で、日本の政治を変え、社会保障政策を充実させる、大きな契機になるかもしれないし、そうしていくべきだ。

参考文献案内

本書でも指摘したように、後期高齢者医療制度についての文献は、広域連合や自治体関係者向けの厚生労働省官僚の手による解説書を除き、一般の人向けのものはきわめて少ないのが現状である。ようやく二〇〇八年に入って、いくつかの文献が出はじめているが、制度の解説にとどまらず、体系的に後期高齢者医療制度の本質に踏み込んだ内容のものは、それほど多くはない。ここでは、本書で参考にした文献を中心に、比較的入手しやすい文献を紹介する（二〇〇八年発刊のものについては月表示も加えた）。

後期高齢者医療制度全般に関しては、**寺尾正之監修**『**後期高齢者医療がよくわかる**』（リヨン社、二〇〇八年七月）が、イラストをまじえながら、後期高齢者医療制度のポイントと問題点をわかりやすく解説している。また、小児科医でもある**阿部とも子衆議院議員と保坂展人衆議院議員**（いずれも社民党）の共著である『**どうなる⁉高齢者の医療制度**』（ジャパンマシニスト社、二〇〇八年六月）も、やはりイラストをまじえて、後期高齢者医療制度の問題点を鋭く指摘している。また、より詳しく制度の内容を検討し、問題点と課題も指摘しているものとして、結城康博『入門　長寿（後期高齢者）医療制度』（ぎょうせい、二〇〇八年五月）がある。広域連合や市町村の担当者向けの解説書の決定版は、本書でも紹介した、土佐和男編著『高齢者の医療の確保に関する法律の解説』（法研、二〇〇八年二月）であろう。四六〇頁にも及ぶ分量だが、図表が多く、後期高齢者医療制度導入の意図も含めた厚生労働省の本音がよくわかる。

後期高齢者医療制度導入の背景や医療制度改革の経緯を知るには、これも広域連合や市町村の担当者向けの解説書で、分量も多いが、栄畑潤『医療保険の構造改革――平成18年改革の軌跡とポイント』（法研、二〇〇七年二月）が、審議会の資料などを多数掲載しており、役立つ。後期高齢者医療制度のモデルとなった介護保険制度導入の背景と経緯については、伊藤周平『介護保険を問いなおす』（ちくま新書、二〇〇一年）が、わかりやすく整理している。少し古いが、滝上宗次郎『福祉は経済を活かす』（勁草書房、一九九五年）も、老人保健制度との関連で、介護保険構想登場の背景を解読している。一九八〇年代から続いている医療費抑制策を分析したものとしては、二木立日本福祉大学教授の一連の著作がある。とくに最近の著作である『医療改革――危機から希望へ』（勁草書房、二〇〇七年）では、二〇〇六年の診療報酬改定にも触れたうえで、よりよい医療制度をめざした改革が実現する希望の芽が生まれてきていることを指摘している。また、伊藤周平『権利・市場・社会保障――生存権の

危機から再構築へ』(青木書店、二〇〇七年)は、社会保障の権利化と市場化という観点から、日本における社会保障の確立から小泉・安倍政権の構造改革に至るまでの政策を分析している。

後期高齢者医療制度の保険料負担の問題については、前述の『**後期高齢者医療がよくわかる**』が、チャート式の保険料額の計算方法を掲載し、詳しく解説している。後期高齢者医療保険料と同様、年金天引き方式をとっている介護保険料の問題を法的に考察したものとして、やや専門的になるが、**伊藤周平**『**介護保険法と権利保障**』(法律文化社、二〇〇八年一〇月)がある。同書では、保険料賦課・徴収処分への不服申立てや行政訴訟にも触れており、高齢者が保険料の集団不服申立てを行う際も役立つと思われる。保険料滞納世帯に対する資格証明書交付の問題については、先行する国民健康保険において、保険証の取り上げや資格証明書の発行により、医療を受けられない人が増大している現状を鋭く告発した、**矢吹紀人**『**病気になったら死ねというのか――医療難民の時代**』(大月書店、二〇〇七年)が一読に値する。**相野谷安孝**『**医療保障が壊れる**』(旬報社、二〇〇六年)も、国民健康保険の現状を批判的に検討しており、国民健康保険から皆保険が崩れつつある医療保険の現状を知るうえで、必読文献である。また、後期高齢者医療制度に組み込まれている給付抑制の仕組み(医療費キャップ制)の問題について触れている文献としては、**奥野修司**「**国民皆保険が崩壊する日**」

『文藝春秋』（二〇〇八年七月号）がある。先行事例である介護保険制度、とくに改正介護保険法のもとでの給付抑制によるサービス利用の制限や介護労働者の労働条件の悪化の問題を論じたものとしては、伊藤周平『「改正」介護保険と社会保障改革』（山吹書店、二〇〇五年）がある。

診療報酬の操作による高齢者の医療の制限や療養病床の廃止・削減の問題については、本田宏編著『医療崩壊はこうすれば防げる！』（洋泉社、二〇〇八年七月）の各論考が、コンパクトに問題点を整理している。現役世代の後期高齢者支援金や医療費適正化計画の問題については、堤修三『社会保障改革の立法政策的批判――2005／2006年介護・福祉・医療改革を巡って』（社会保険研究所、二〇〇七年）が、支援金の法的性格を含め、詳しい分析を加えている。特定健診・特定保健指導については、メタボリックシンドロームの診断基準を最初に批判した大櫛陽一『メタボの罠――「病人」にされる健康な人々』（角川SSC新書、二〇〇七年）が重要文献である。また、現場の医師の立場から、特定健診・特定保健指導の受診率の問題を指摘したものに、佐野道朗「全国の市町村国保を苦しめる特定健診・特定保健指導」『現代農業／医療再生』（二〇〇八年八月増刊号）が参考になる。さらに、医療現場の荒廃や医師不足の問題については、先駆的にこの問題を指摘し、医師の「立ち去り型サボタージュ」という言葉を生みだした、小松秀樹『医療崩壊――「立ち去り型サボタージュ」

とは何か』（朝日新聞社、二〇〇六年）が必読である。本田宏『誰が日本の医療を殺すのか』（洋泉社、二〇〇七年）も、厚生労働省の政策により、医師不足が生み出され、医療現場の荒廃が進んだことを鋭く批判している。

後期高齢者医療制度と社会保障のゆくえについては、後期高齢者医療制度につづく医療費「適正化」政策のもくろみを紹介し、その対抗策を論じた篠崎次男『後期高齢者医療制度と医療費「適正化」戦略』（自治体研究社、二〇〇八年八月）が参考になる。また、後期高齢者医療制度が、高齢者の大きな反発をまねき、現政権にとってのアキレス腱になっていると指摘するものに、日野秀逸『新版・医療構造改革と地域医療——後期高齢者医療と財政問題から日本の医療を考える』（自治体研究社、二〇〇八年四月）がある。憲法二五条にもとづく社会保障の将来を展望し、社会保障基本法の構想を打ち出したものに、筆者も執筆に加わった京都府保険医協会編『社会保障でしあわせになるために——「社会保障基本法」への挑戦』（かもがわ出版、二〇〇七年）がある。社会保障の将来を考えるうえでの必読文献といえる。

あとがき

今年（二〇〇八年）に入って、筆者のもとに、後期高齢者医療制度についての論文執筆依頼、講演会・学習会の講師依頼が急増した。もともと、介護保険法の成立（一九九七年一二月）前後から介護保険の問題に取り組み、書籍の出版、講演活動などを通じて、機会あるごとに介護保険の問題点を指摘し、その廃止と代替案を訴えつづけてきた筆者にとって、介護保険をモデルにして、二〇〇六年四月から施行された障害者自立支援法、そして、二〇〇八年四月から実施された後期高齢者医療制度の問題は、早晩、取り組まなくてはならない課題であった。

障害者自立支援法については、雑誌『賃金と社会保障』に、二〇〇五年七月から二〇〇八年四月まで三年にわたって、「障害者自立支援法と福祉の権利」と題して連載した論文（五本）をベースに、いま著作を準備中である。一方、後期高齢者医療制度については、二〇〇六年六月に医療制度改革関連法が成立し、後期高齢者医療制度の創設が決まった直後から研究をはじめたが、当時は、同制度の解説書はあっても、問題点について書かれた文献はほとんどなく、資料集めに苦労したのを記憶している（同制度についての筆者の最初の論文は、「医療制度改革法と医療保障」『賃金と社会保障』一四三〇号、二〇〇六年一一月下旬号）。本書でもみたように、後期高齢者医療制度の問題が広く知られるようになり、大きくクローズアップされはじめたのは、二〇〇八年に入ってからである。

後期高齢者医療制度の講演会・学習会では、後期高齢者医療制度の内容を説明すればするほど、高齢者の怒りが高まっていくのを実感した。それほど制度の内容が複雑で、当事者である高齢者に理解されていなかったのだ。一方、鹿児島大学法文学部法政策学科で、筆者が担当する演習（社会保障法ゼミ）では、ゼミ活動の一環として、学生が後期高齢者医療制度の冊子づくりに取り組み、わかりやすい小冊子をつくりあげ、地元新聞（南日本新聞）にも紹介された。

それに刺激されて、私自身、講演会・学習会で使える、後期高齢者医療制度の内容や問題点をコンパクトに整理した新書を執筆・出版できないかと考えはじめた。二〇〇八年四月になって、後期高齢者医療制度の問題がマスコミや雑誌に頻繁に取り上げられるようになり、情報が錯綜する中で、とくにそうした思いを強くした。たまたま、前年の二〇〇七年九月に、別件で平凡社新書とつながりができていたので、早速、当初の社会保障法入門という企画案を、後期高齢者医療制度の企画案に変更して持ち込んだところ、即座に了承を得て、一〇月一五日の出版が決まった。奇しくも同日は、子どもの被扶養者で、九月まで保険料負担がなかった後期高齢者（約二〇〇万人）、九月まで年金天引きを実施していなかった二九市区町村に住む後期高齢者（約九〇万人）、健康保険など被用者保険から移った後期高齢者（約三五万人）、六五歳から七四歳の国民健康保険加入者（約三〇〇万人）、合計六二五万人の高齢者が新たに年金から保険料を天引きされる日で、相当の反発が予想される日でもある。

もっとも、前述の後期高齢者医療制度の講演活動に加えて、博士論文の執筆と出版（参考文献でも紹介した『介護保険法と権利保障』がそれである）が重なり、かなりハードなスケジュールで、しかも短期間での執筆を強いられた。そのため思わぬ誤りなどがあるかもしれないが、本書を、負担増などを強いられる高齢者や現役世代にとっての、さらに後期高齢者医療制度に反対する運動に携わる人にとっての指針にしたいとの思いで執筆にとりくんだ。

本書が、どこまでそうしたものになりえたかは、読者の叱責を待つしかない。ただ、本書を読まれて、怒りがわきあがってきた人も多いのではなかろうか。知は力というが、内容を知り、疑問や怒りをもつことは行動のエネルギーになる。後期高齢者医療制度の問題点を広く知らせていく運動を地道に各地で積み重ねていくことが求められている。そして、いまの高齢者の怒りを大きな政治運動へと高めていけば、後期高齢者医療制度の廃止と日本の政治の変革も夢ではないはずだ。その意味で、本書が出版されるころには日程が決まっていると思われる来たるべき衆議院議員選挙において、高齢者医療制度の廃止か存続かを重要な争点にしていくことが必要だろう。本書がそうした争点化の、さらには後期高齢者医療制度廃止後の新たな制度の構築に向けての一助になれば幸いである。

微力ではあるが、私自身も、切り捨てられようとしている人々の声なき声を拾いあげつつ、介護保険や後期高齢者医療制度に代わる対案を構想していく研究を今後もつづけていきたい。同時に、現在所属している法科大学院を通じて、社会保障や政策に精通した法律家を育成し、最終的には、霞が関の官僚に対抗できる、法律家や実践家による政策立案集団（シンクタンク）を設立できればと考えている。

最後になったが、本書の成立にあたっては、さまざまな形で多くの方々の助言や援助をいただいた。いちいちお名前を挙げることはできないが、学習会の場や個別の取材に対して、貴重な時間をさいて、お話を聞かせてくださった高齢者の方々、医師など医療関係者の方々、重要な資料を提供いただいた鹿児島県保険医協会のスタッフの方々に、この場をかりて改めて感謝申し上げたい。何よりも、平凡社新書編集部の三宅智恵巳さんには、原稿の提出が遅れたうえに、与党の相次ぐ制度見直しや、福田前首相の辞任表明にはじまる一連の政局の変化により、校正段階で大幅な修正を加えざるをえず、大変ご迷惑をおかけした。彼女の的確な助言と支援なしには、本書の成立はなかっただろう。厚くお礼を申し上げたい。

二〇〇八年九月

伊藤周平

【著者】

伊藤周平（いとう しゅうへい）

1960年山口県生まれ。鹿児島大学法科大学院教授。労働省（現厚生労働省）、社会保障研究所（現国立社会保障・人口問題研究所）を経て、東京大学大学院修了。全国の法科大学院でも珍しい社会保障法専攻の専任教員。介護保険法をはじめ日本の社会保障に関する具体的な法研究にとりくみ、政策や社会保障に強い法律家の育成に力をいれている。著書に『権利・市場・社会保障――生存権の危機から再構築へ』（青木書店、日本社会福祉学会賞受賞）、『介護保険法と権利保障』（法律文化社）、『福祉国家と市民権――法社会学的アプローチ』（法政大学出版局）などがある。

平凡社新書437

後期高齢者医療制度

高齢者からはじまる社会保障の崩壊

発行日――2008年10月15日　初版第1刷

著者――伊藤周平

発行者――下中直人

発行所――株式会社平凡社
東京都文京区白山2-29-4　〒112-0001
電話　東京(03)3818-0743［編集］
　　　東京(03)3818-0874［営業］
振替　00180-0-29639

印刷・製本――株式会社東京印書館

装幀――菊地信義

ISBN978-4-582-85437-4
NDC分類番号364.4　新書判(17.2cm)　総ページ256
平凡社ホームページ http://www.heibonsha.co.jp/